オトナ女子の不調をなくす

自律神経整え方BOOK

小林弘幸

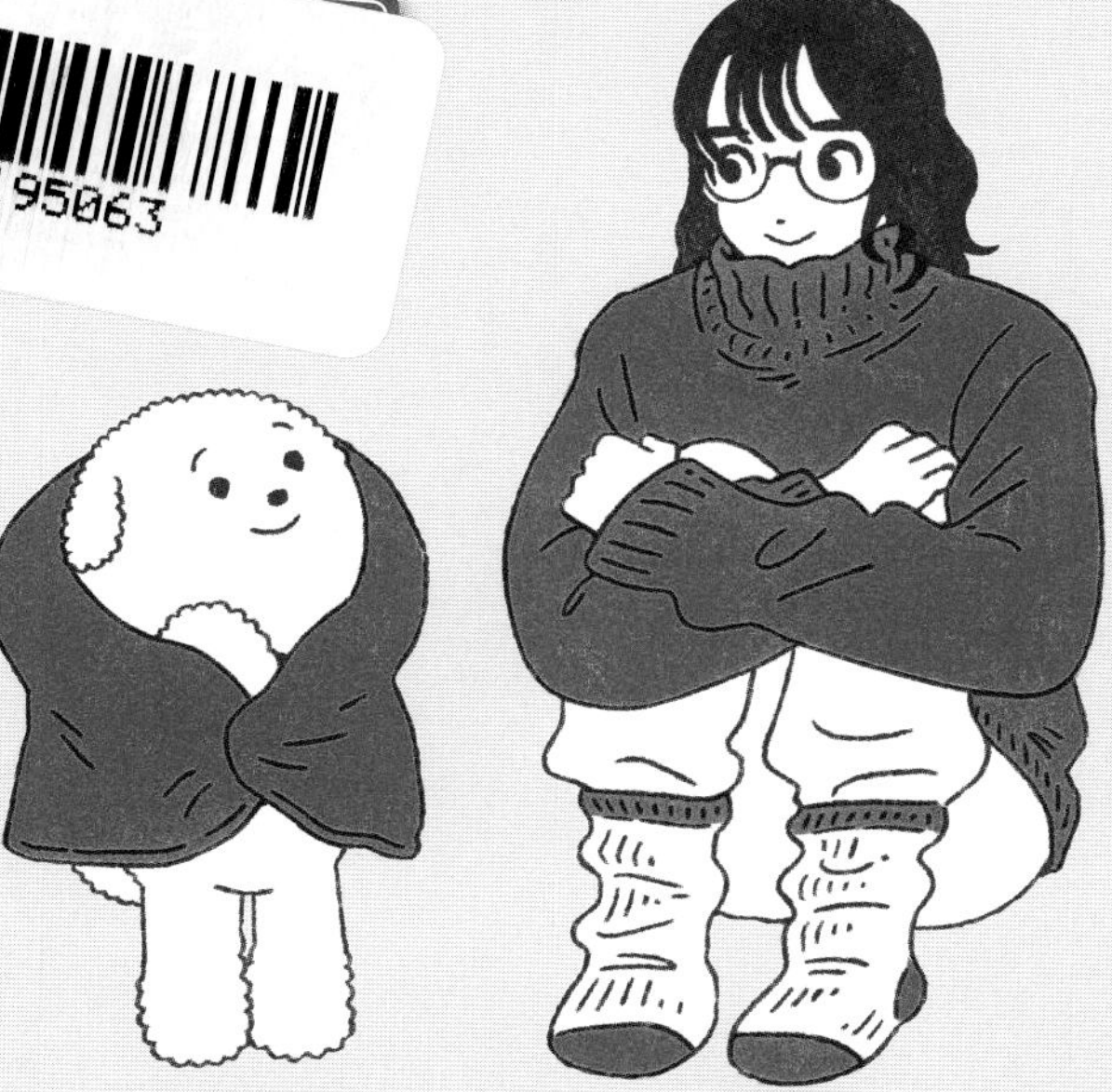

SB Creative

オトナ女子は自律神経が100％

「いつも明るくて素敵」な人は
ココロとカラダの整え方を知っています

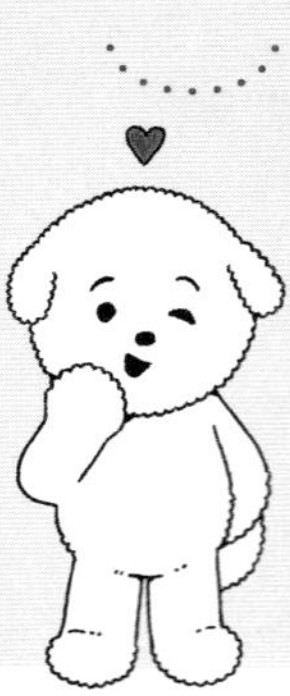

仕事にプライベートにがんばるオトナ女子は、
ココロとカラダの不調を感じがちです。

けれども、不調をそのままにしていたら、仕事ははかどらないし、
顔色も悪いから、鏡の中の自分が気にいらなくて、
自己肯定感もだだ下がり……。
なにより不機嫌に見えてしまっては、とっても「ソン」です。

とはいえ「忙しい！」という声もわかります。

だから、オトナ女子のたしなみとして、
サクッとできる自分メンテナンスは必須です。
自律神経を整えたらココロもカラダも調子がよくなって、
表情も明るくなって、パフォーマンスもアップ！
幸福度があがります。

本書では、自律神経の名医が、
オトナ女子の不調をなくす自律神経の整え方のコツを100個紹介。
どれもとってもカンタンで、
いつでもとり入れられて、根拠もバッチリ。
忙しいオトナ女子の毎日を応援する一冊です。

はじめに

人生にとっていちばん大切なのは、過去のことでも、未来のことでもなく、その日その日を輝くことができるかどうかだと思います。

毎日がイキイキするというのは、新しい刺激みたいなものを積み重ねるということです。新しいことをしようと思うと大きなアクションをしなければいけないイメージですが、小さな新しいことでいいのです。

新しい小さな刺激は、自律神経を整えることにもつながります。小さな刺激があると、自律神経が整うということが研究結果でも出ています。

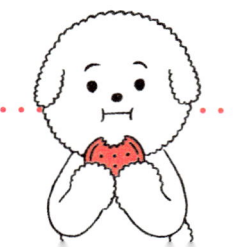

新しい行動を起こして、新しい自分、これから長く生きていくための自分をつくりあげていく。

たとえば部屋に1輪挿しの花を飾ってみるとか、いつも使っているコーヒーカップを変えてみるとか、ひとりでレストランに入ってみるとか、そういう小さな新しいことをはじめるだけで、自律神経が整います。

どうしても悩んでしまう人というのは、固まってしまっているものです。それを壊すためにも、自律神経が整う行動や考え方で刺激を加えてみてほしいと思います。

また、一見マイナスなことにも意味があります。

たとえば、何かしなければならないことがあって、憂うつだとします。でも、憂うつというのも刺激の一種です。

憂うつな日があっても、それを乗り切ったときの充実感はココロにいい影響を与えます。憂うつがない日が続くと、人間はボケるとも言われています。同じ日が続かないほうが脳にもココロにもいいということですね。

毎日をイキイキさせるために、1日を振り返って点数をつけてみるのもおすすめです。ぜひ4点満点で点数をつけてみてください。

たとえば、嫌いな人にあいさつができたから3点。朝からココロがざわざわしてその日1日全然ダメだったから2点などと、点数をつけてみるのです。

そして、ざわざわしたのはなぜかを振り返ってみます。前の日に落ち込んでいたからとか、悩みがあるからとか、そういう原因を見つけて、解決策を考えていく。

なぜ体調のいいときと悪いときがあるのか、体調の悪いときはどうしたらいいのか、そういうことを考えていけば、毎日がイキイキとしてくると思います。

本書では、忙しいオトナ女子のみなさんが、いつでもとり入れられるよう朝・昼・夜・休日に分けて、自律神経を整える小さなことを１００個紹介しています。

もしいま、停滞している、前に進んでいる感じがしないと思っているのなら、本書で提案する小さなことをぜひ、今日からはじめてみてください。この積み重ねがあなたに自信を与え、あなたを輝かせていくのです。

小林弘幸

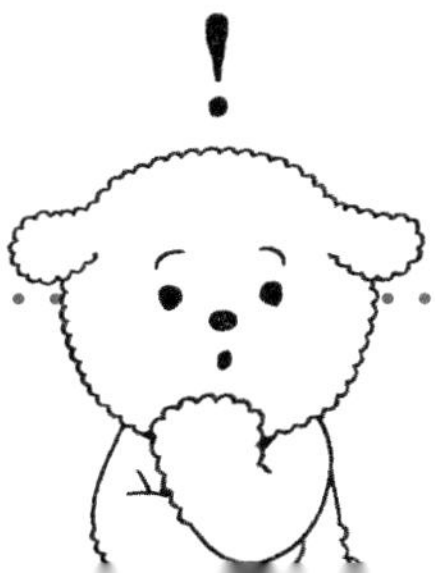

CONTENTS

序章

なぜ自律神経が大切なの？

PART 1 朝 （6:00〜9:00）

その日1日のココロとカラダを安定させる26の習慣

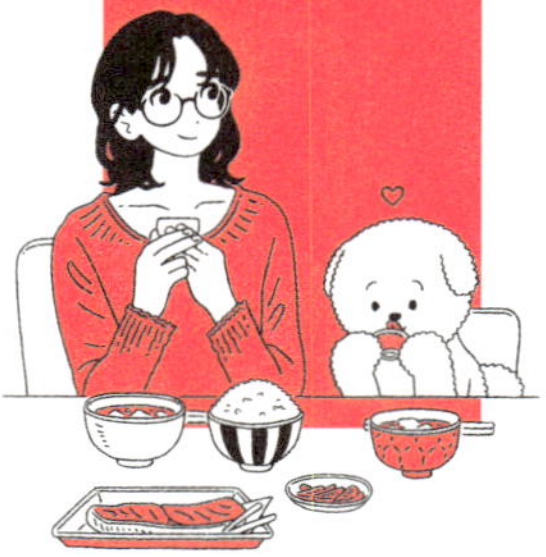

PART
2
昼
(9:00〜18:00)

その日1日のシゴトのストレスをはねのける32の習慣

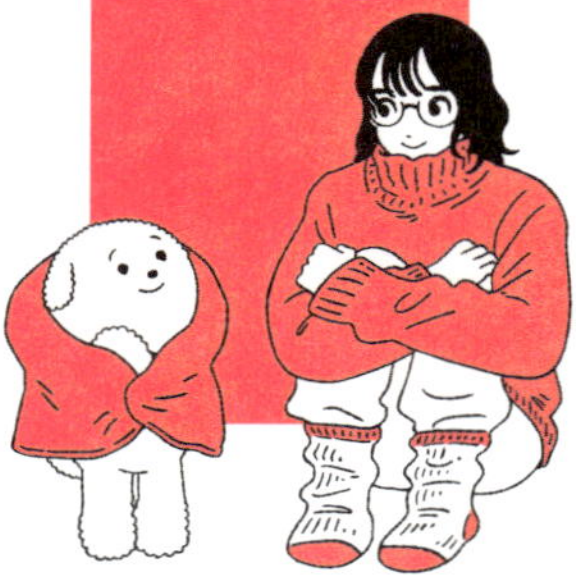

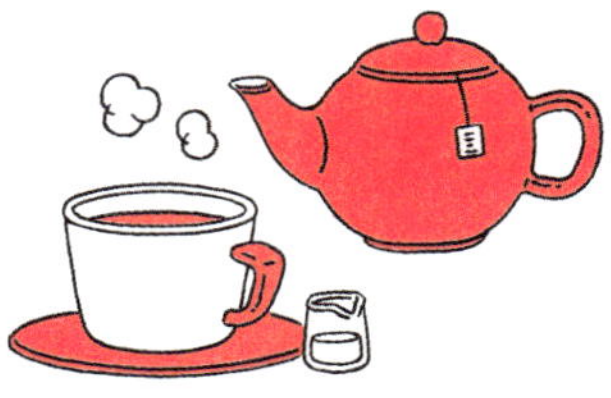

PART 3

夜

18:00〜24:00

その日1日のココロとカラダの疲れをとりのぞく27の習慣

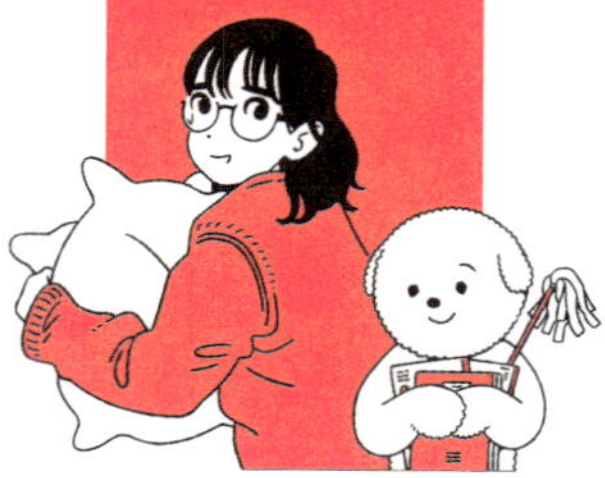

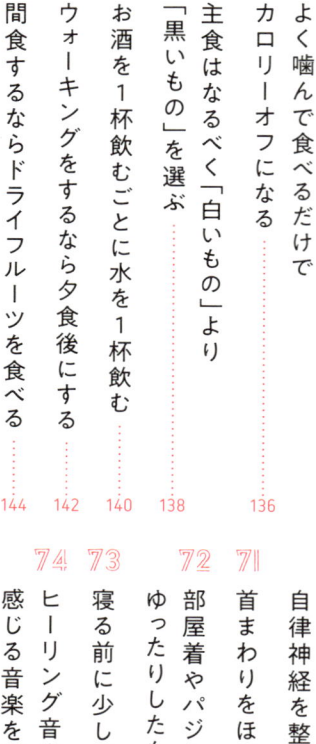

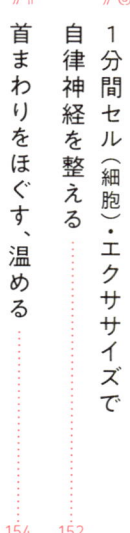

PART 4 休（WEEKEND）

1週間のココロとカラダの疲れをとりのぞき翌週のエネルギーをチャージする15の習慣

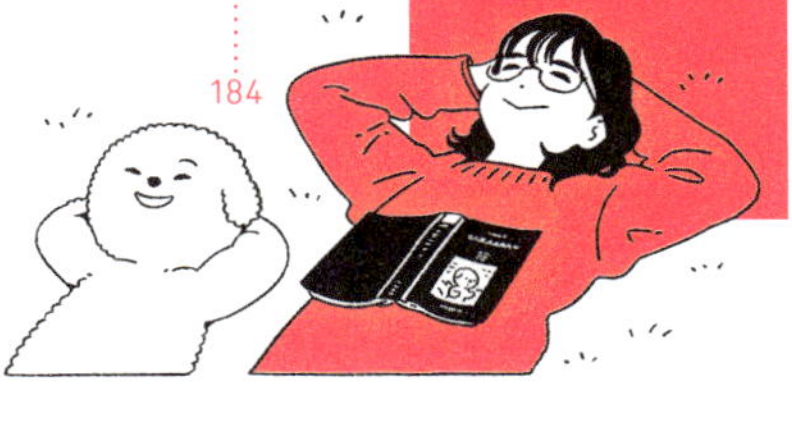

本書は、2021年2月に刊行された『自律神経の名医が教えるココロとカラダの疲れとり大全』を改題のうえ、加筆・編集した作品です。

この本の使い方

本書では、ココロとカラダの不調を改善するためのコツを集めました。日々のちょっとした時間を使うだけで気軽にでき、効果は絶大です。イキイキとした人生のために、ココロとカラダを整えていきましょう。

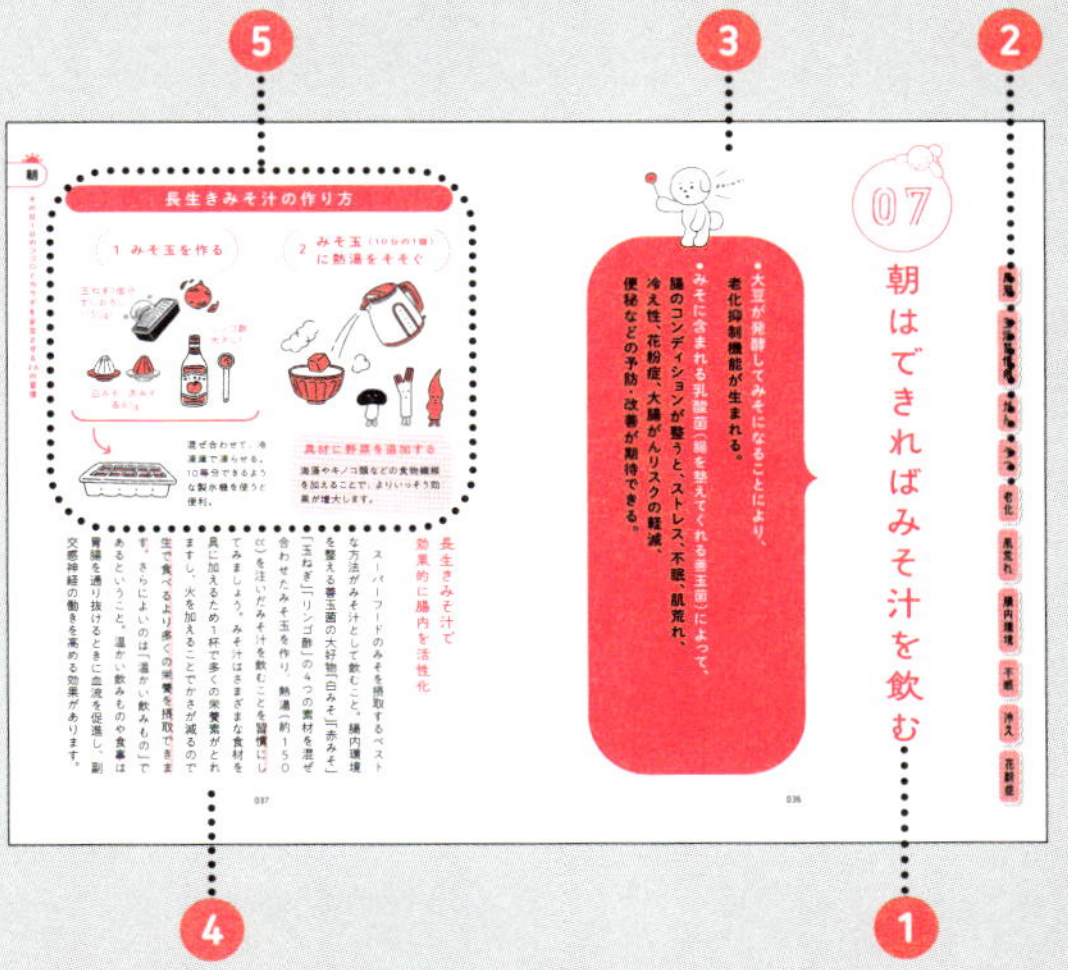

1 ココロとカラダを整えるコツ

ひと目で何をすればいいかわかるように、シンプル版やることダイジェストです。自分の不調やココロとカラダの状態に合うものからまずはとり入れてみましょう。やってみたいな！と感じるものからでも大丈夫です。

2 ココロとカラダの不調インデックス

どんな状態に効果を発揮してくれる方法かを紹介しています。巻末にある疲れ・不調別さくいん（P208）もぜひ参考にしてみてください。

3 ココロとカラダによい理由や方法

見出しとなっている「ココロとカラダを整えるコツ」のなぜよいかという具体的理由や、実践するときのワンポイントアドバイスがわかるようになっています。

4 解説本文

ココロとカラダになぜよいのか、さらにプラスアルファの情報などより詳しく解説しています。

5 イラスト図解

内容がよりイメージしやすいようにイラストで説明しています。

序章

なぜ自律神経が大切なの？

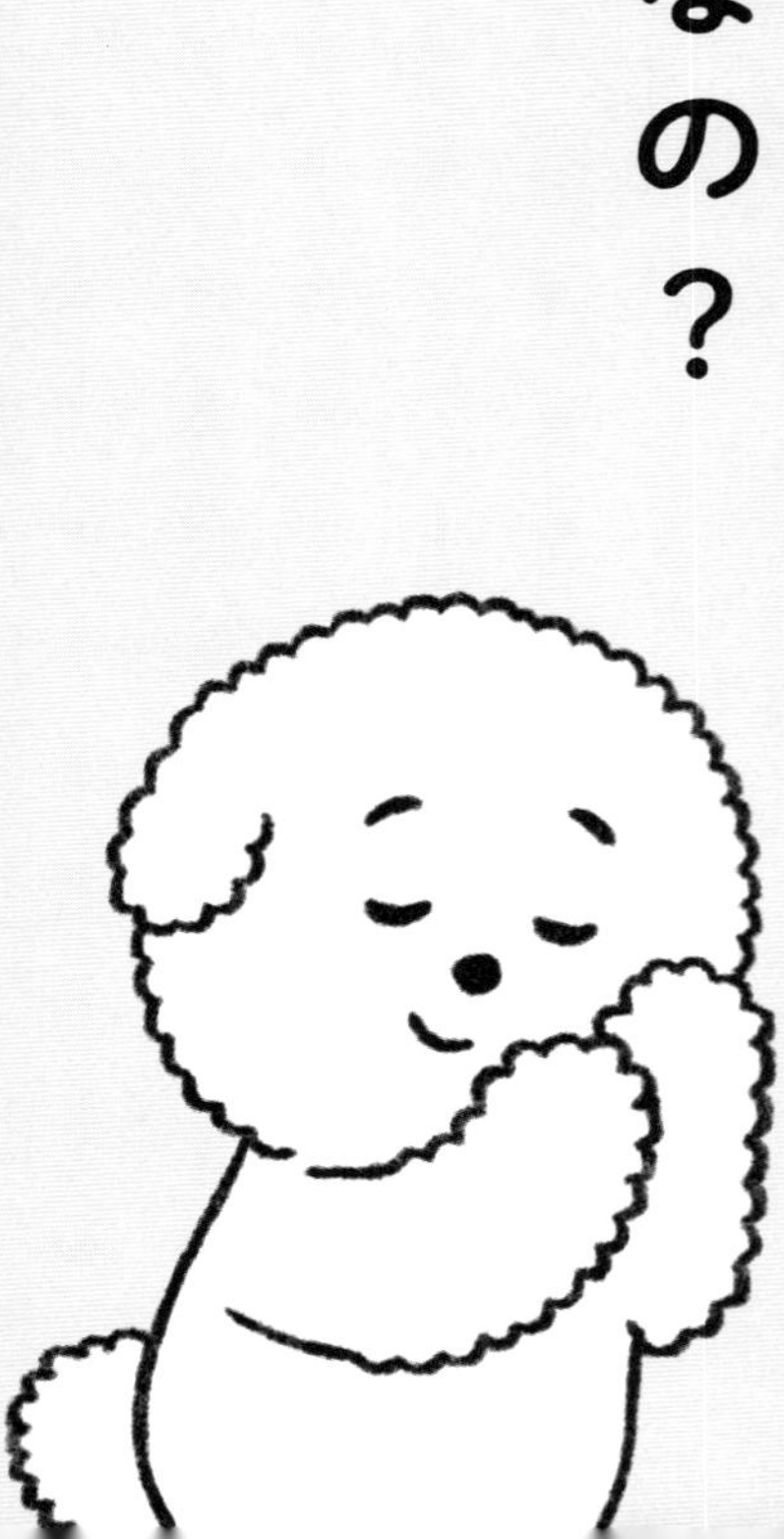

私たちの健康は、カラダを構成する約37兆個もの
細胞の1つひとつがしっかりと
機能することで守られています。
この細胞のエネルギーとなるのは十分な栄養と酸素。
それを体のすみずみまで届ける役割をするのが血液です。
血液の流れ、つまり役割を全うするために
重要なのが自律神経です。
自律神経が血液の流れを司っています。
また、自律神経にはココロの状態が大きく関係します。
つまり、ココロとカラダは自律神経を通して
1つにつながっているということです。

自律神経って何？

血液の流れや内臓の働きを司る「道」

自律神経は、脳から体の器官に情報を伝える神経の1つで、内臓の働きや血液の流れなど、生命を維持するための機能を司っています。また、自律神経は自分の意思でコントロールすることができません。

「心臓を動かして血液を全身へと送る」「呼吸をする」「食べものを消化し栄養素を吸収する」「暑いときに汗を出し、寒いときに体を震えさせて体温調節をする」――これらはすべて自律神経の働きによって制御されています。起きているときも、眠っているときも、私たちの意思に関係なく、体の機能を維持するために、自律神経は24時間休みなく働き続けているのです。

自律神経の位置づけ

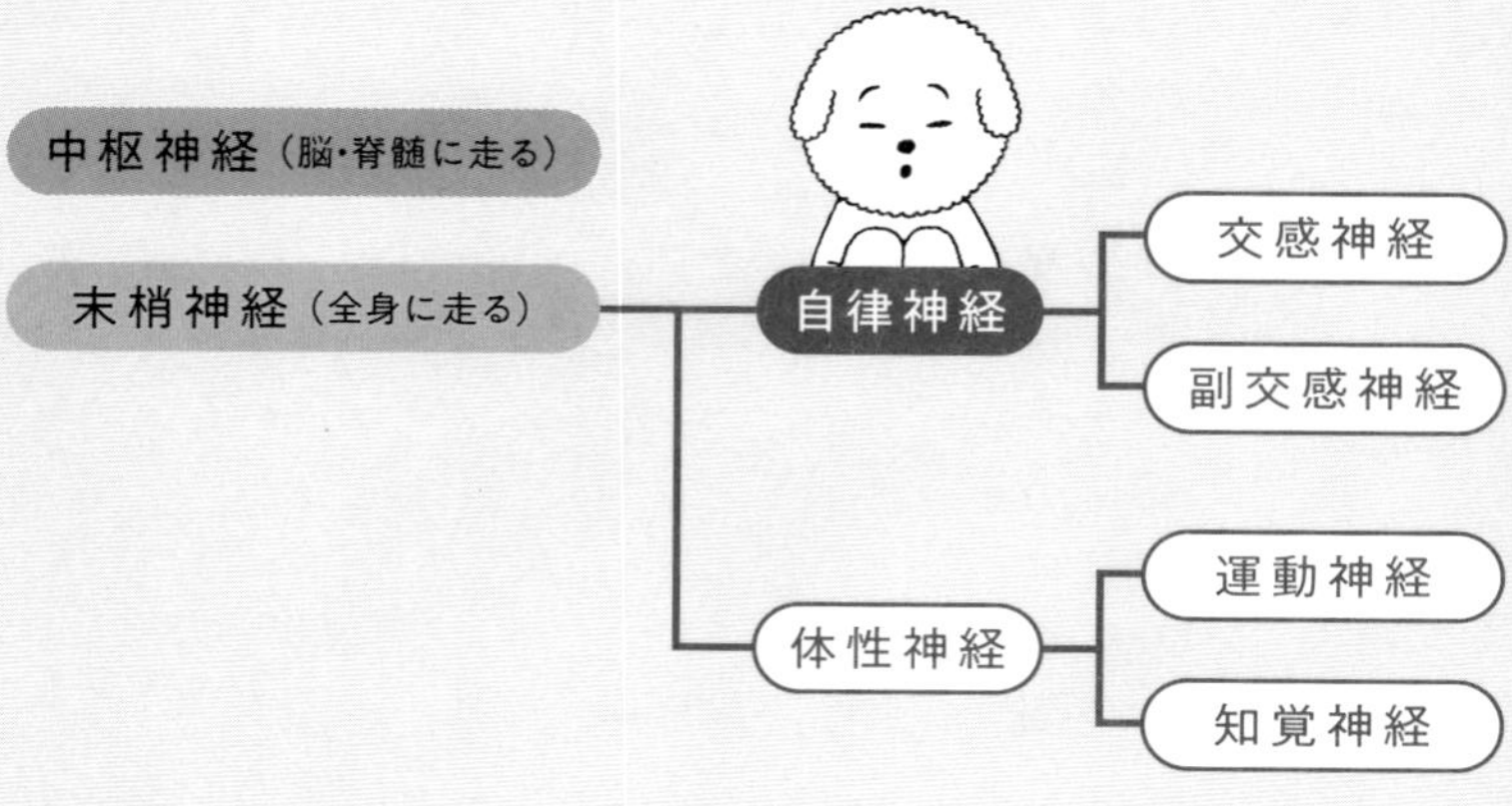

自律神経はココロとカラダをつなぐライフライン

自律神経が整っていれば心身ともに健康になる

自律神経は、体中を巡る血液の流れをコントロールしています。血液によって、必要なエネルギーが体中に届けられますが、エネルギーが足りないと細胞がきちんと機能せず、不具合が生じてしまいます。とりわけ重要なのが脳。栄養や酸素の不足により脳細胞の働きが衰えると、記憶力や判断力の低下を招きます。内臓や各器官の機能が衰えると、消化や栄養素の吸収が悪くなり、体調や美容面にも悪影響が及びます。

そのため、自律神経を整えることが何よりも大事だというわけです。自律神経が整うと、血流がよくなり、全身の細胞の機能が活性化されるのです。

脳　脳が活性化し、頭が冴える。

肝臓　肝臓の働きがよくなり、疲れにくくなる。

腸　腸の働きがよくなる。
肌にハリが出る。
髪の毛に艶が出る。
便秘にならなくなる。

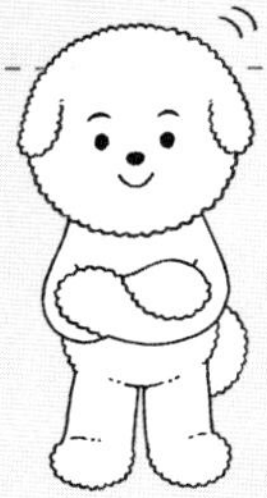

交感神経は「アクセル」、副交感神経は「ブレーキ」

体を操縦するためにそれぞれ役割がある

自律神経は「交感神経」と「副交感神経」に分けられます。車にたとえるなら、アクセルの役割が交感神経、ブレーキの役割が副交感神経。交感神経が優位になると血管が収縮し、心拍数と血圧が上昇。心身ともに興奮状態となります。一方、副交感神経が優位になると血管がゆるみ、心拍数や血圧が低下。リラックスした状態になります。

正反対の役割をもつ2つが交互に働くことによって、動くべきときは動き、休むべきときには休むという、生きもの本来のメリハリある活動が可能になるのです。どちらか一方が優位になるのではなく、両者のバランスが保たれていることが大切です。

交感神経と副交感神経の働き

アクセル

交感神経

カラダをアクティブにする

- 活動しているとき
- ストレスを感じているとき

ブレーキ

副交感神経

カラダをリラックスさせる

- 眠っているとき
- 休んでいるとき

この2つの神経が優位性を
交互に替えながらバランスをとっている

交感神経・副交感神経
どちらも大事

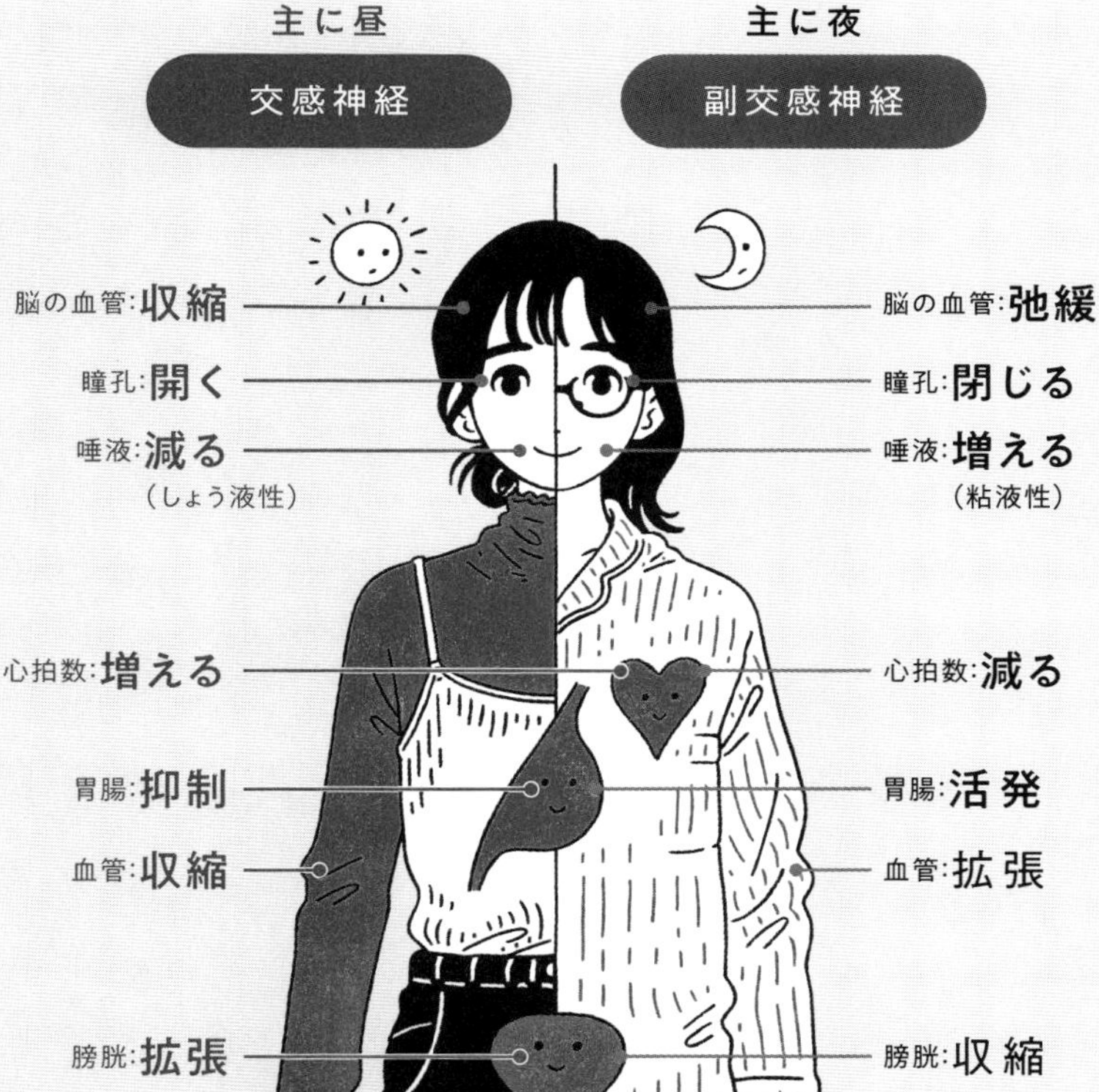

人間は日中に交感神経が優位になり、夜は副交感神経が優位になります。ところが、不規則な生活習慣、仕事や人間関係のストレスなどさまざまな原因によって自律神経のバランスは乱れがち。両者のバランスが適切に保たれることで初めて、人間という車は快調に走ることができるのです。

不調のほとんどは自律神経の乱れが原因

重大な病気へと発展するおそれも

交感神経と副交感神経の両者がしっかり機能していることが「自律神経が整った状態」です。一方で、それぞれが正しく機能していないと「自律神経が乱れた状態」になります。自律神経の乱れは、さまざまな辛い症状を引き起こします。だるさや疲れやすさをはじめ、血液の循環が悪くなることによる頭痛や肩こり、内臓機能の低下による便秘や下痢、肌荒れなどが挙げられます。さらに、長期にわたると命にかかわる重大な病気につながるおそれもあります。

「この程度の症状」と軽く見てはいけません。自律神経の乱れがやがては恐ろしい病気へと発展してしまうかもしれないと心得て、日頃から意識することが大切です。

あなたの不調、自律神経のせいかも!?

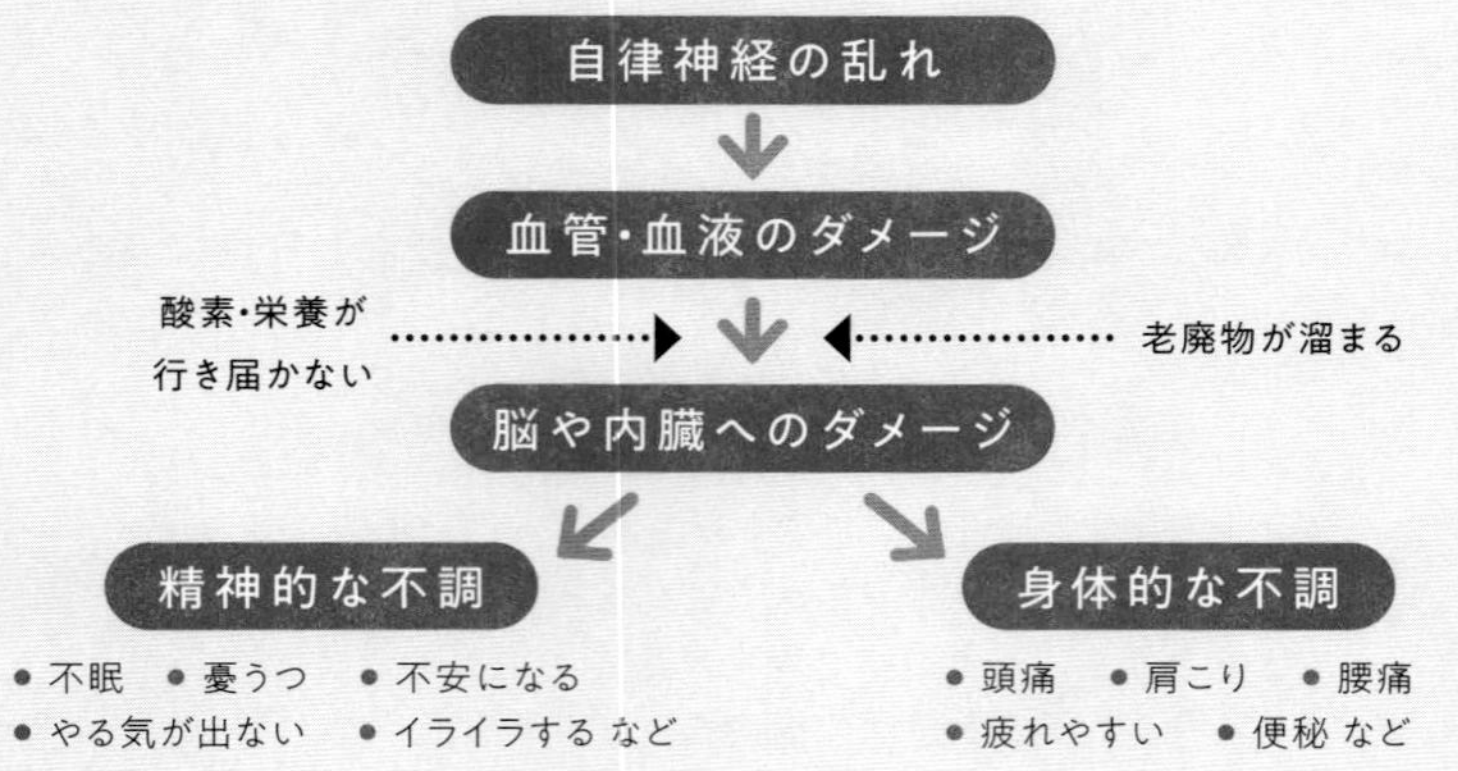

自律神経が整うと若く見られるようになる

自律神経が整うと質のよい血液が体中を巡る

同じ年齢を重ねていても、若々しい見た目でアクティブな人もいれば、そうでない人もいます。その違いには自律神経が大きく関わっています。自律神経が整うと、胃腸の調子がよくなり、栄養素を十分に吸収できるため、血液の質が上がり肌や髪にツヤが出ます。吸収されなかった栄養素が脂肪として蓄積することもありません。

つまり、自律神経のバランスがいい人は実年齢より若々しくいられるのです。対策としては、年とともに特に下がってしまった副交感神経の働きを高めることが大切。免疫力低下に伴う病気の発症防止だけでなく、老化も遅らせることができるのです。

自律神経が整うと若返るワケ

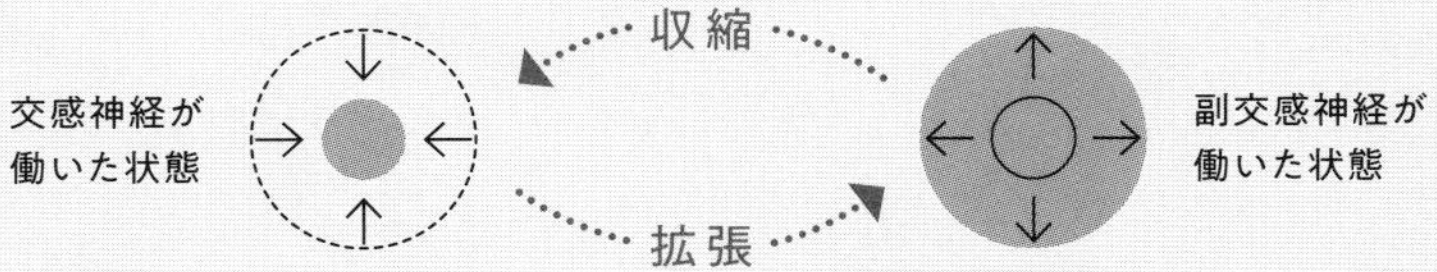

交感神経と副交感神経が交互に働くことによって血流がよくなる

↓ 血流がいいと

カラダ中に栄養素が届く

老廃物が排出されやすくなる

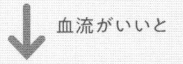

PART 1

朝

6:00 〜 9:00

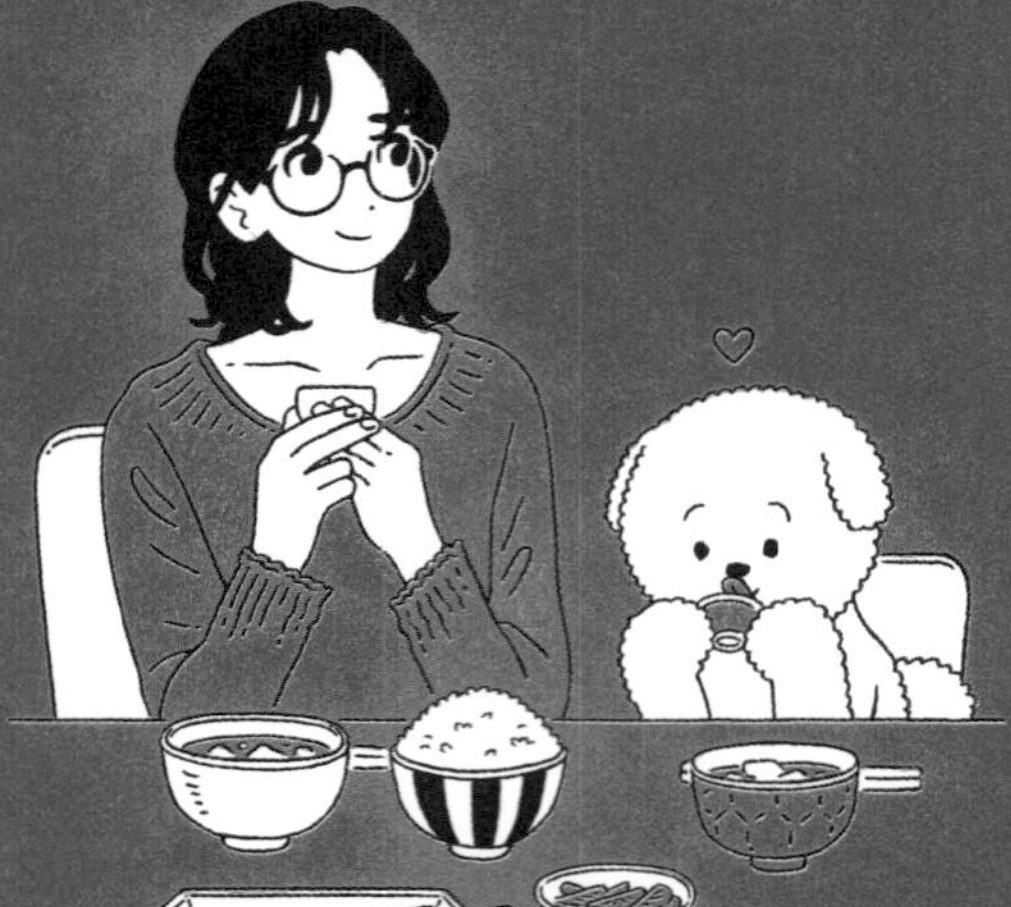

その日1日の
ココロとカラダを
安定させる26の習慣

どうしてもバタバタしてしまいがちな朝ですが、
朝時間をどう過ごすかで、
その日1日が決まると言っても
過言ではありません。なるべく早めに起きて、
できれば30分の余裕をもって行動したいもの。
朝起きたらお日様の光を浴びて、
朝ごはんをきちんと食べて、
身支度を丁寧に整え、
気持ちのいい1日をスタートさせましょう。
最初はぜんぶできなくても大丈夫です。
1つずつとり組むことでだんだんと
習慣化されていきます。

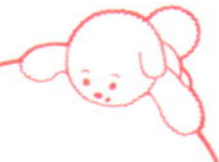

01

朝目覚めたらふとんの中で まずストレッチ

血流アップ
自律神経
腸内環境
便秘

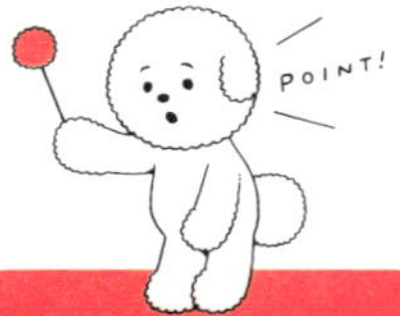

- ストレッチをすると睡眠モードから起きるモードへ。**1日を快調にスタートできる。**
- 寝たままのストレッチは、ふとんから出るのがラクちん。
- 腸の目覚めを促すから、**排便のスイッチ**が入りやすくなる。

簡単！ ツイストストレッチ

1 仰向けでラクな姿勢

両ひざを立ててそろえ、直角くらいに曲げる。手は左右に大きく開いて、手のひらを上に向ける。

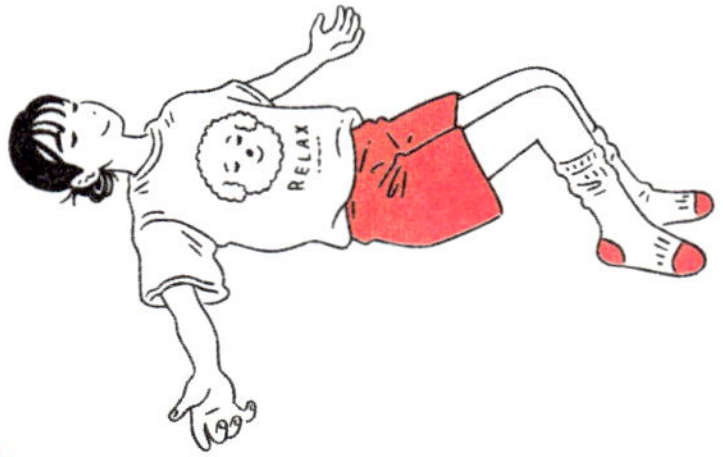

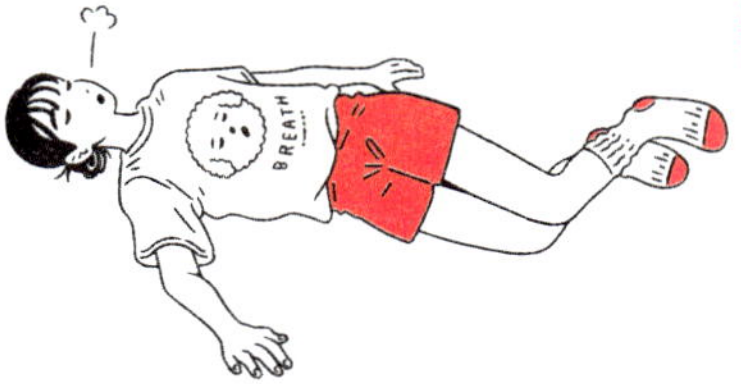

2 息を吐きながら行う

両ひざをそろえたままゆっくり倒す。ひざの動きに合わせて、手のひらを下に向ける。息を吸いながら❶の姿勢に戻る。反対側も同様に行う。

目覚めのスイッチが入り、すっきりと起きられる

朝の目覚めのストレッチは、血流を促し、全身をゆっくりと目覚めさせる効果があります。これだけで自律神経が安定し、昼間は交感神経がしっかりと働きエネルギーに満ち溢れた調子のよい1日を過ごせます。夜は副交感神経がしっかり働くため、ぐっすりと眠れます。ポイントは、目が覚めても急に起き上がらずにふとんに入ったままストレッチを行うことです。

このストレッチは、腸に心地よい刺激を与えてぜん動運動を促すという目的もあります。いつ行っても腸の機能を高める効果がありますが、排便の時間帯である朝に行うとより高い効果が期待できます。

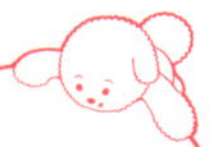

02

ふとんから出たら カーテンを開けて陽の光を 浴びる

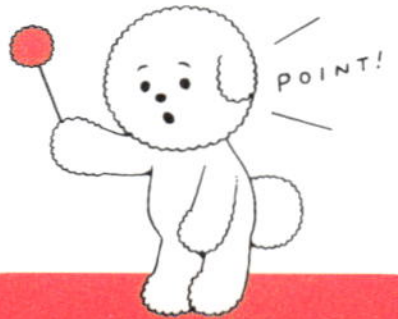

自律神経　モチベーション　不眠　脳活性化

- 朝は、副交感神経優位から交感神経優位に切り替わるタイミング。太陽の光で自律神経を整えることで、気持ちが前向きになり、自然とモチベーションが上がってくる。
- 朝の光で体内時計を管理する自律神経が刺激され、夜は自然と深い眠りに導かれる。

セロトニンを分泌させよう

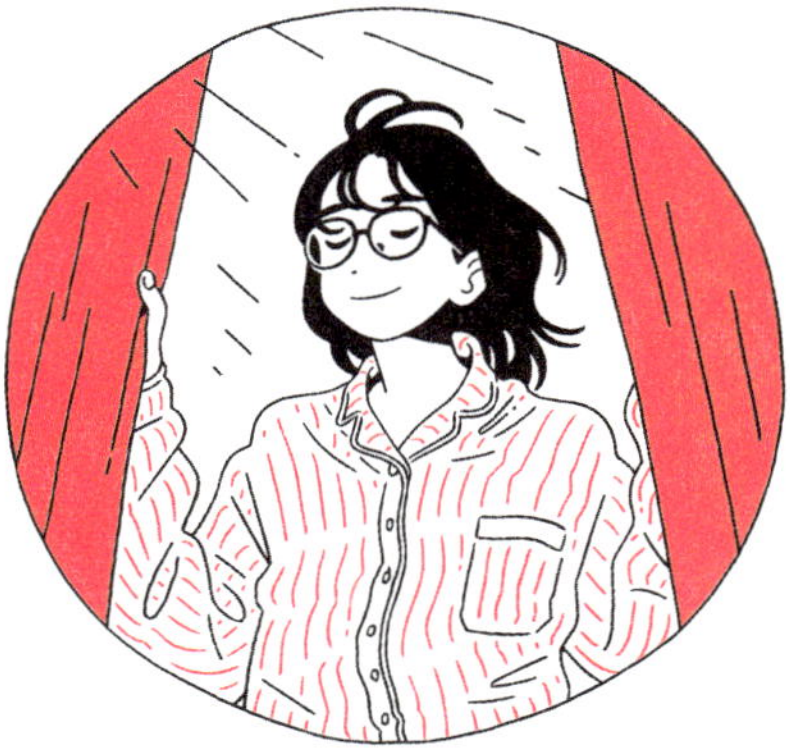

朝日を浴びることで幸せホルモン・セロトニンが分泌されます。セロトニンの分泌が高まると、脳が活性化してやる気もアップします。

朝日を浴びると体にうれしいメリットがたくさん！

朝、ふとんから出たら、真っ先に部屋のカーテンを開け、朝日をいっぱいに浴びましょう。光を浴びると、私たちの体に備わる機能である体内時計が刺激されます。体内時計は、体温や血圧、睡眠などの体内のリズム、ホルモン分泌などを調整しています。たとえば、「朝に目が覚めて、夜に眠くなる」というのも、体内時計の働きによるものです。

もし光が入りにくい部屋の場合は、玄関の外やベランダに出るなどの工夫をしてみましょう。ついでに深呼吸して外気をいっぱい吸い込むと、体内に酸素が行き渡り、体がよりすっきり目覚めます。

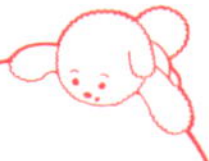

03 朝いちばんに口に入れるのはコップ1杯の水

自律神経　血液サラサラ　便秘

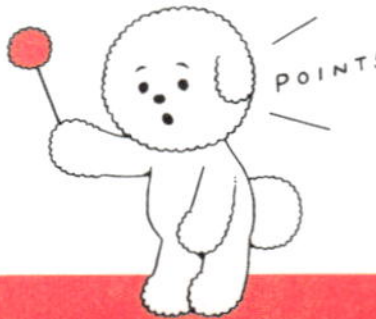

- 人体の60%は水。**水は自律神経を整えるもの。**
- 水が不足すると血管がダメージを受ける。
- 起き抜けに水を飲むことで、腸を優しく起こし、**便秘を解消する。**
- 自律神経が**時計遺伝子**を始動させる。

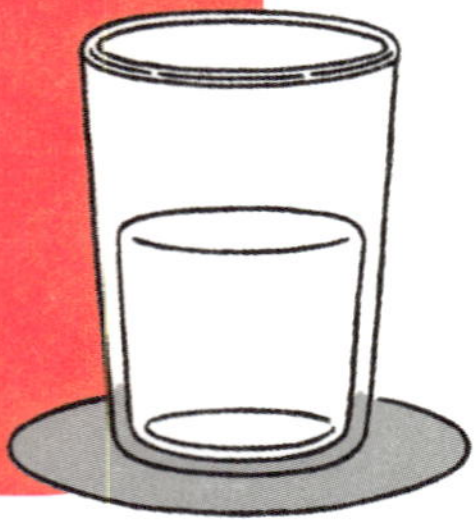

自律神経
マイナス思考
イライラ防止
不安解消

04
朝ひと息ついたら まず感謝をしてみる

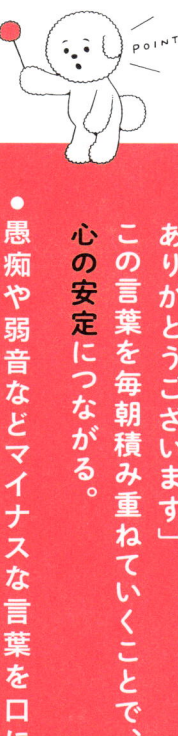

・「今日も無事に朝を迎えることができました。ありがとうございます」この言葉を毎朝積み重ねていくことで、**心の安定**につながる。

・愚痴や弱音などマイナスな言葉を口にせず、周囲に対して感謝の念をもつと、**自律神経も安定**する。

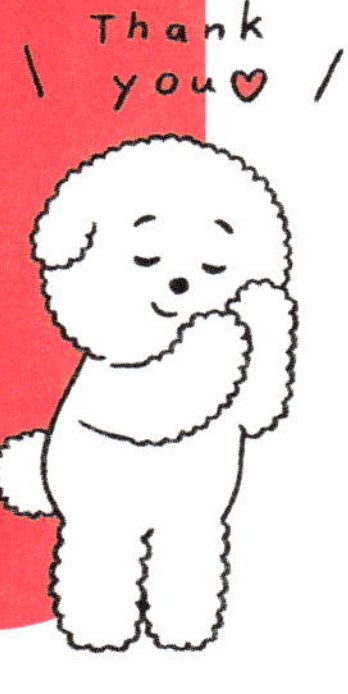

体調管理
肥満
ダイエット

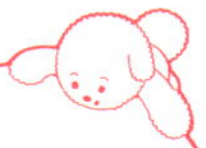

05 毎朝、体重計にのって体重を測る

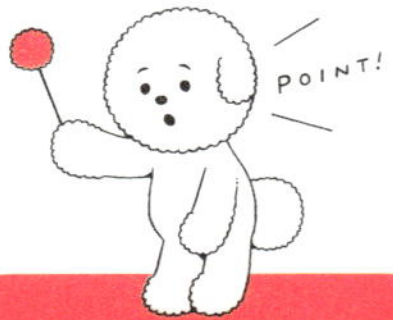

・朝の体重には昨日の自分が反映される。
・**体重を測らないでいると太る**、これは真実。
体重を一定に保つように気をつけることが体調維持にとても役立つ。
・尿と便の状態もチェックしておくことで、
病気の早期発見にもつながる。

朝の体重を目安に朝・昼・夜の食べ方の目安を決める

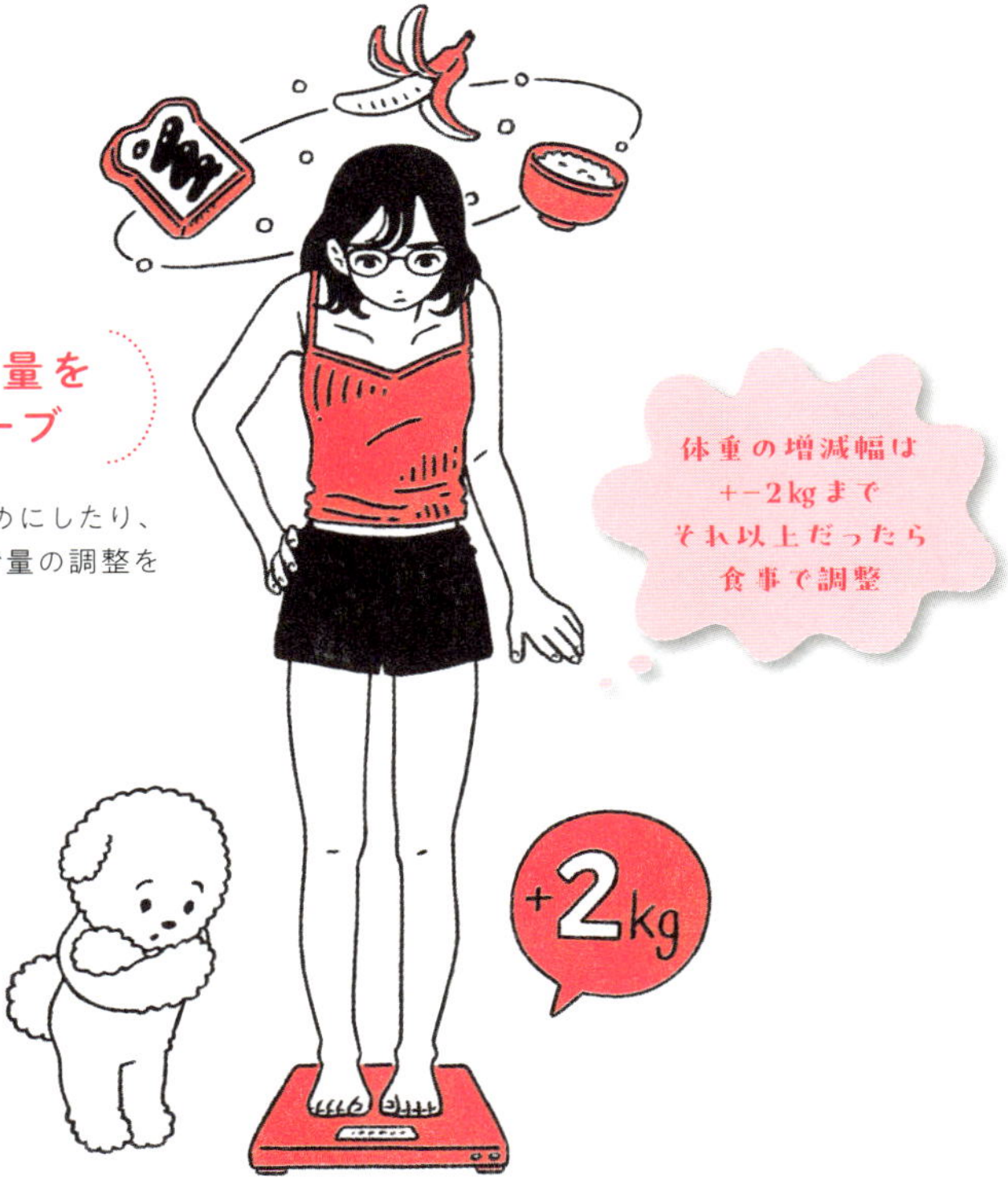
食事量をセーブ
体重の増減幅は+−2kgまでそれ以上だったら食事で調整
+2kg

夕食を控えめにしたり、3食どれかで量の調整をしましょう。

尿と便のチェックも大切です。尿はまず色。濃い色は体内の水分が足りないサイン。便は色や形、かたさ、スムーズに排便できたかどうかなどを見ます。

「今日からきちんと体重を測ろう」と決心し、毎日それを続けていればやせていきます。この時点ですでに意識が変化し、生活習慣もいい方向に向かうからです。もし500gでも増えていたら、食事量を控えるようにしたり、運動を少し増やしたりします。変わらなかったら、いつもの習慣で過ごしましょう。

代謝アップ　自律神経　腸内環境　ダイエット　便秘

06 ほんの少しでもいいから朝食は必ず食べる

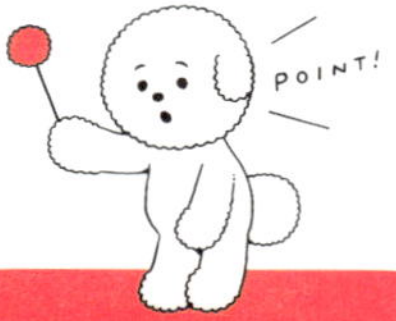

- 体内時計を管理する**「時計遺伝子」**を始動させることで、自律神経が整い、**新陳代謝やホルモン分泌がよくなり**心身ともに元気に。
- 代謝が上がると**食べても太りにくい体質**になり、腸内環境もよくなる。
- 腸内環境の向上により、体の不調が改善される。

朝食を食べている人と食べていない人はここまで違う！

朝食を食べている人

時計遺伝子が活性化し、全身の細胞がイキイキ。仕事も精力的にこなせ、見た目が若々しくなります。

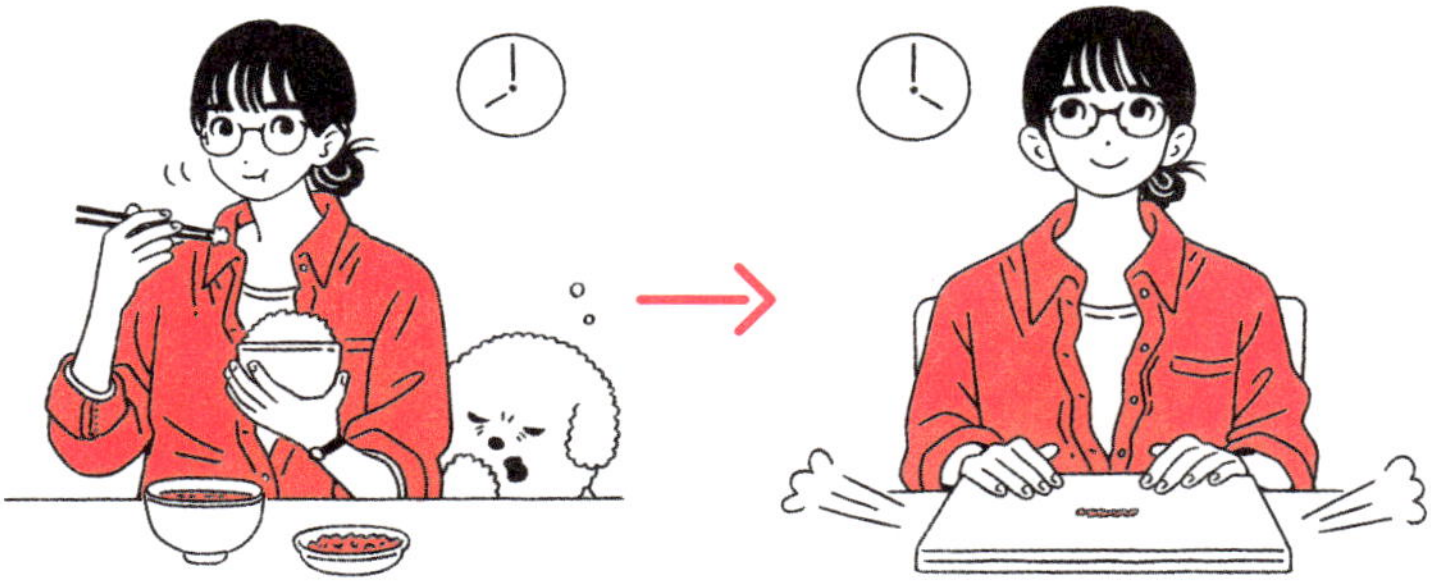

朝食を食べない人

慌ただしさから新陳代謝はダウン、イライラやストレスを溜めやすく、肌荒れや老化へとつながります。

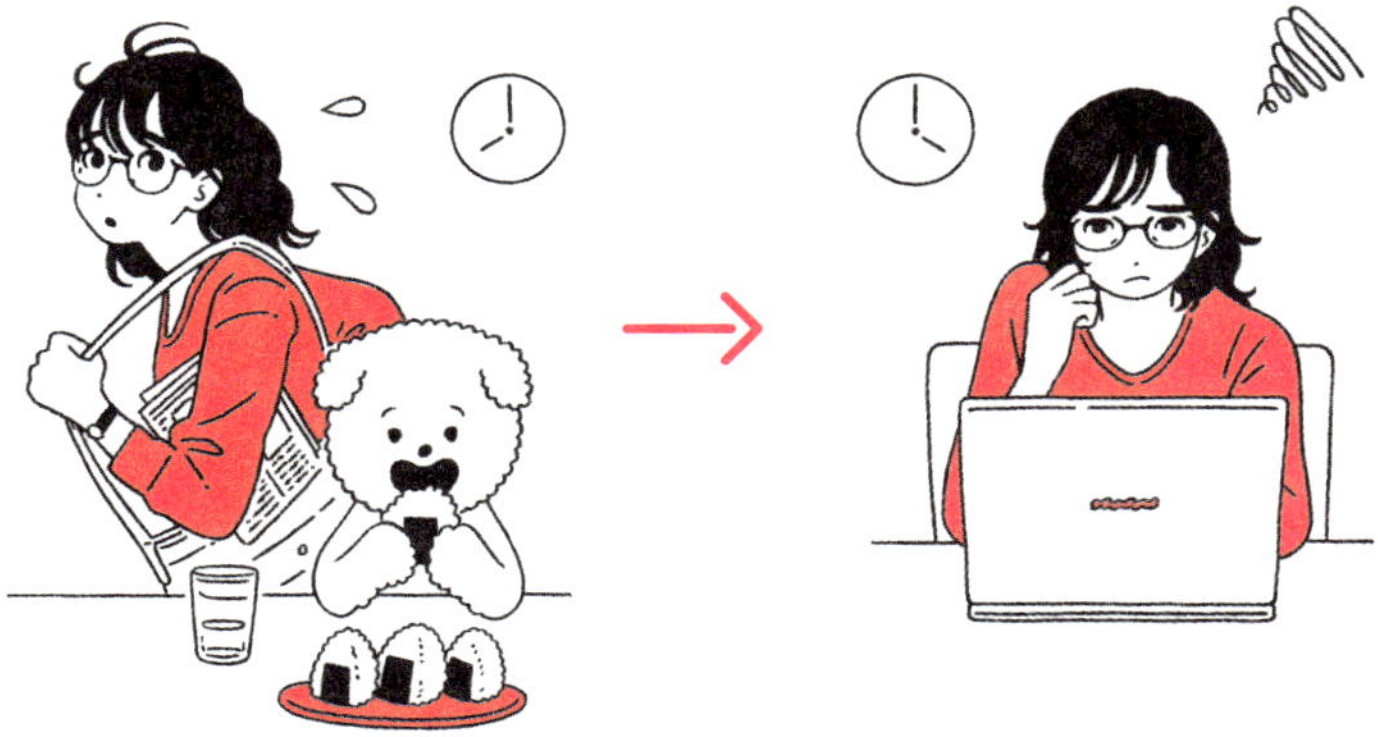

ほんの少しの量でも朝食はストレスなく「おいしい」と感じるものを楽しんで食べましょう。何か食べなきゃ、ちゃんと食べなきゃという考え方は避けましょう。

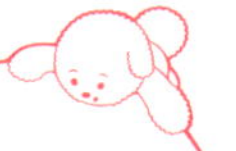

07

朝はできればみそ汁を飲む

風邪　生活習慣病　がん　うつ　老化　肌荒れ　腸内環境　不眠　冷え　花粉症

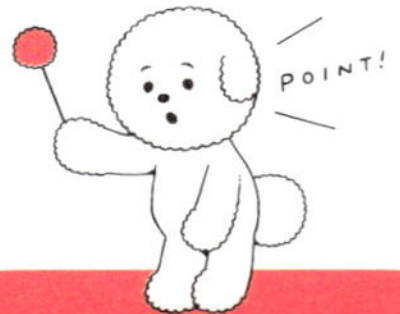

- 大豆が発酵してみそになることにより、老化抑制機能が生まれる。
- みそに含まれる乳酸菌（腸を整えてくれる善玉菌）によって、腸のコンディションが整うと、ストレス、不眠、肌荒れ、冷え性、花粉症、大腸がんリスクの軽減、便秘などの予防・改善が期待できる。

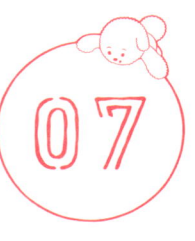

長生きみそ汁の作り方

1 みそ玉を作る

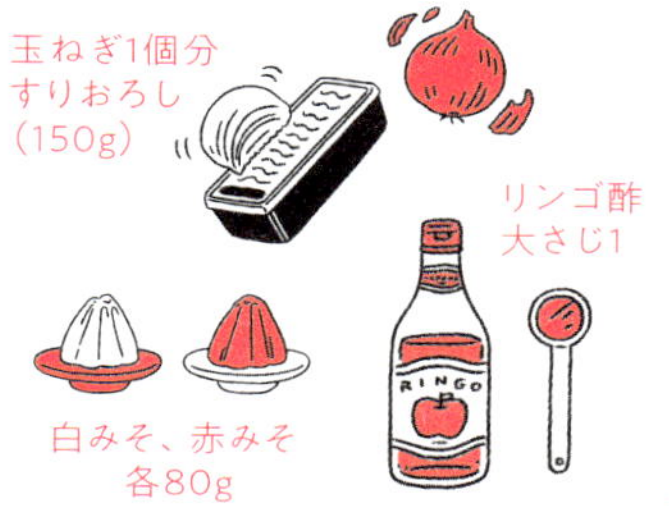
玉ねぎ1個分
すりおろし
（150g）
リンゴ酢
大さじ1
RINGO
白みそ、赤みそ
各80g

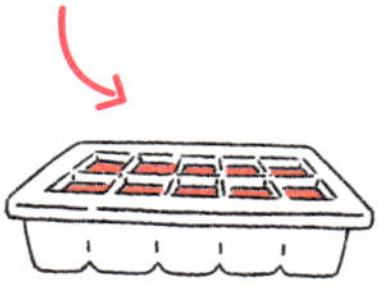

混ぜ合わせて、冷凍庫で凍らせる。10等分できるような製氷機を使うと便利。

2 みそ玉（10分の1個）に熱湯をそそぐ

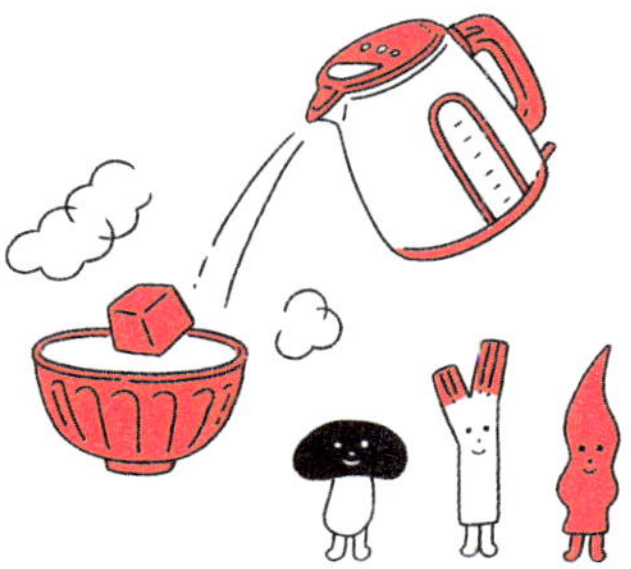

具材に野菜を追加する

海藻やキノコ類などの食物繊維を加えることで、よりいっそう効果が増大します。

長生きみそ汁で効果的に腸内を活性化

スーパーフードのみそを摂取するベストな方法がみそ汁として飲むこと。腸内環境を整える善玉菌の大好物「白みそ」「赤みそ」「玉ねぎ」「リンゴ酢」の4つの素材を混ぜ合わせたみそ玉を作り、熱湯（約150cc）を注いだみそ汁を飲むことを習慣にしてみましょう。みそ汁はさまざまな食材を具に加えるため1杯で多くの栄養素がとれますし、火を加えることでかさが減るので生で食べるより多くの栄養を摂取できます。さらによいのは「温かい飲みもの」であるということ。温かい飲みものや食事は胃腸を通り抜けるときに血流を促進し、副交感神経の働きを高める効果があります。

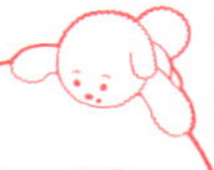

08

ダイエットのためにも 1日3回、食事をとる

自律神経　腸内環境　肥満　ダイエット

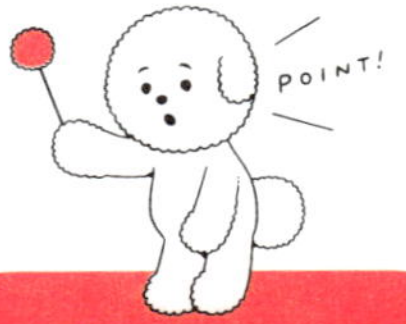

- 食事イコール腸への刺激。1日3回のリズムが理想的。
- 無理なダイエットをしなくても体重の増減はほとんどなくなる。
- 規則正しく食べることで、心身のパフォーマンスが驚くほど変わる。

3食の量の配分が大事

朝	昼	夕
4	2	4

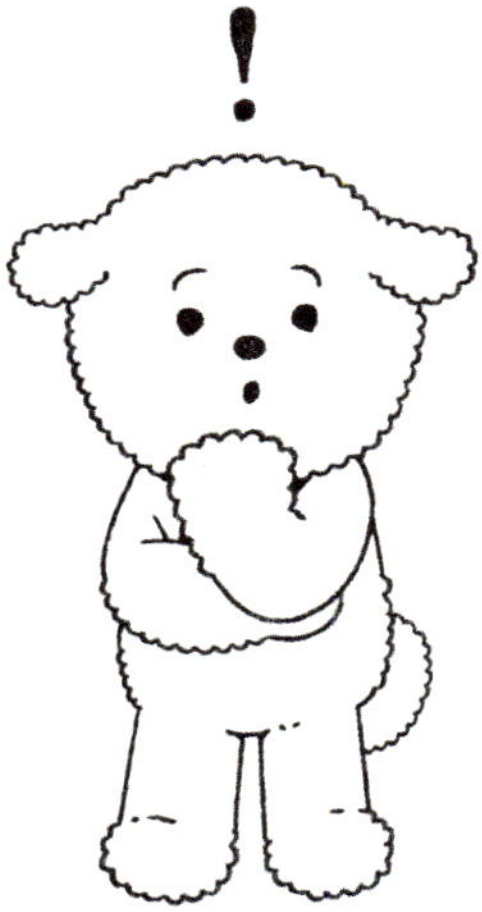

「何を」以上に「いつ」
食べるかが大事。

さらに、量のバランスは
朝4:昼2:夕4の比率がベストです。

バランスのよい食事を「おいしく」楽しんで食べること

1日3食お腹いっぱいにしっかり食べてしまうと食べすぎになりがちですが、やっぱり水分しかとらないよりは、何かを食べたほうがいいでしょう。なぜなら、食事をすると体温が上がるし、噛むことで脳が刺激されるからです。

ポイントは食べ方。3食における量の分配と時間です。朝、昼、夕の量の分配の理想は、朝4：昼2：夕4。それがきつければ、朝4：昼3：夕3、あるいは朝3：昼3：夕4。夕食はできるだけ夜9時前にすませましょう。どうしても夜9時をすぎてしまう場合は、夜はごく軽めにして、量の分配は朝4：昼2：夕2がベストです。

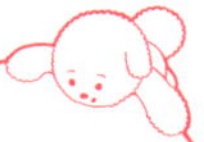

09 腸内細菌で善玉菌を活性化する

便秘　腸内環境　代謝アップ　老化　むくみ　肌荒れ

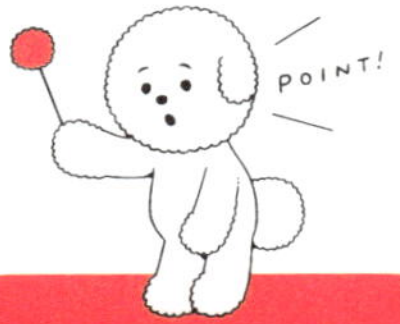

- 食物繊維には**腸をきれいにする「そうじ」**の役割がある。
- たっぷりと食物繊維をとると、腸内に**天然のやせ薬**といわれる短鎖脂肪酸が作られて、**代謝が上がる**。
- 食後の血糖値の上昇をゆるやかにするのも、食物繊維のおかげ。

食物繊維で不要なものを出す

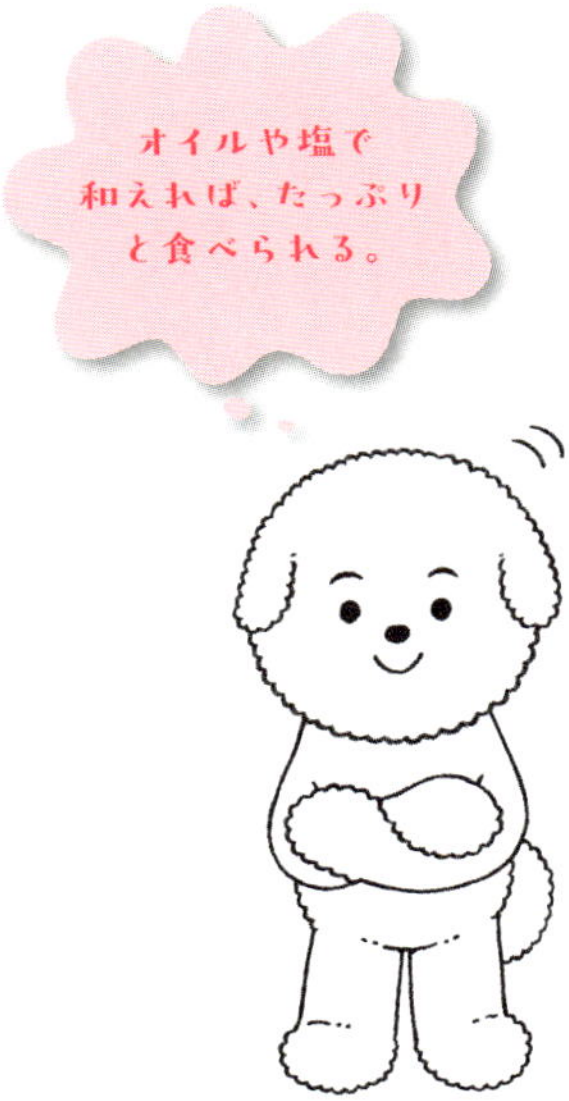
オイルや塩で
和えれば、たっぷり
と食べられる。

オイルをプラスして サラダに

キャベツや大根に含まれる水溶性食物繊維は、加熱すると溶け出す性質も。オイルと合わせてサラダにすると効率よく栄養を吸収できる。

キャベツと大根サラダ ＋ オリーブオイルやアマニ油が◎

便秘の人は、食物繊維が足りていないのが原因

水溶性食物繊維は、その名の通り水に溶けるのが特徴です。腸の中の水分に溶け込んで便をやわらかくしてくれるため、便秘解消に効果があります。そして、腸内環境をきれいに整える働きもあります。水溶性食物繊維を多く含むものは、海藻、キノコ類、小麦胚芽や全粒粉入りのパンやシリアルなどです。

ただ、どんな食材にも不溶性と水溶性の食物繊維が両方含まれているので、神経質に覚える必要はありません。海藻、野菜、キノコ類、果物を積極的にとるよう意識すればいいのです。プルーンやイチジクなどのドライフルーツも食物繊維が豊富です。

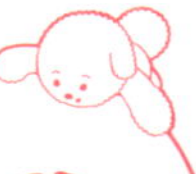

10

発酵食品で日和見菌《ひよりみきん》を味方につける

腸内環境　代謝改善　アンチエイジング　美肌

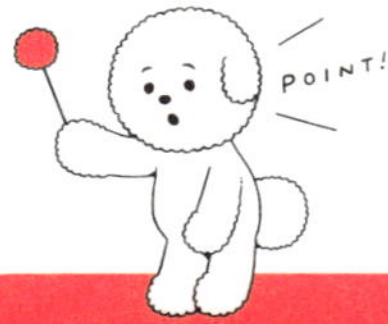

- 毎日少しずつ食べ続けることで、**腸内環境そのものを改善し、**整えてくれる力が。
- 発酵食品は、量よりも種類。腸内年齢を若返らせるためには、さまざまな発酵食品を食べてみる。
- 腸がよく働くようになると、細胞の**新陳代謝がスムーズに**。**アンチエイジング**にもなる。

毎日積極的に食べよう

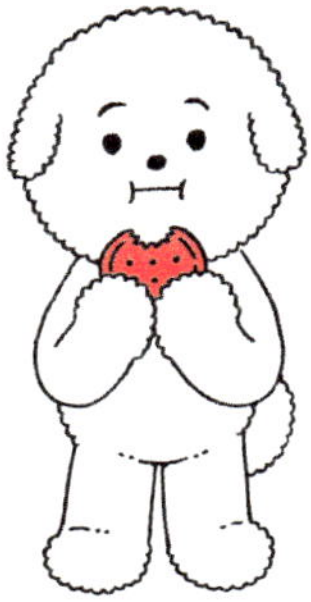

マイ発酵食品を見つけてとり入れよう

ヨーグルトやみそ、チーズ、酢など、ものによって使われている菌の種類は違い、作られた場所や季節によっても変わります。その中から「これを食べると調子がいい」というマイ発酵食品を見つけて、毎日食べるようにしましょう。

チーズ

実は、日本酒やワイン、焼酎も発酵食品の仲間。お酒のおつまみに活用を。

キムチ

キムチは納豆や鰹節など他の発酵食品と合わせて食べるのも◎。

納豆

納豆とみそは、腸を元気にして、朝のパフォーマンスアップに最適な名コンビです。

発酵食品を食べることで腸内の善玉菌が活性化

私たちの腸内には1.5キログラムもの腸内細菌がすんでいます。そのうち、消化・吸収を助けてくれたり、免疫機能を高めてくれるのが「善玉菌」です。毒素を発生させたり、病原菌を増殖させたり、腸の炎症を引き起こしたりするのが「悪玉菌」です。腸内環境が整うというのは「善玉菌」が2割、「悪玉菌」が1割、そして、腸の状態によって善・悪、どちらにも転んでしまう「日和見菌」が7割、このバランスです。

発酵食品はどれも人間の腸にとっては善玉菌にあたります。発酵食品を食べることで腸内の善玉菌が活性化し、悪玉菌を減少・抑制することができます。

便秘

肥満

肌荒れ

腸内環境

アレルギー

感染予防

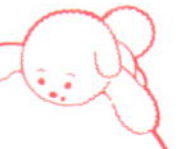

自分に合うヨーグルトを見つけて毎日200g食べる

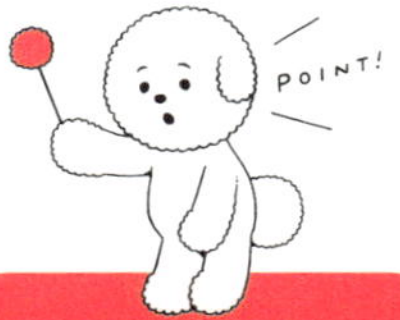

- 1日に食べる目安は200gで、腸内環境が整う。さらに、排便回数や排便量だけでなく、肥満予防や肌荒れ改善など、**ダイエットや美肌効果**がアップする。
- 食べるタイミングは食後がおすすめ。
- 野菜や果物と組み合わせることでさらに効果が上がる。

自分に合うヨーグルトを見つけよう

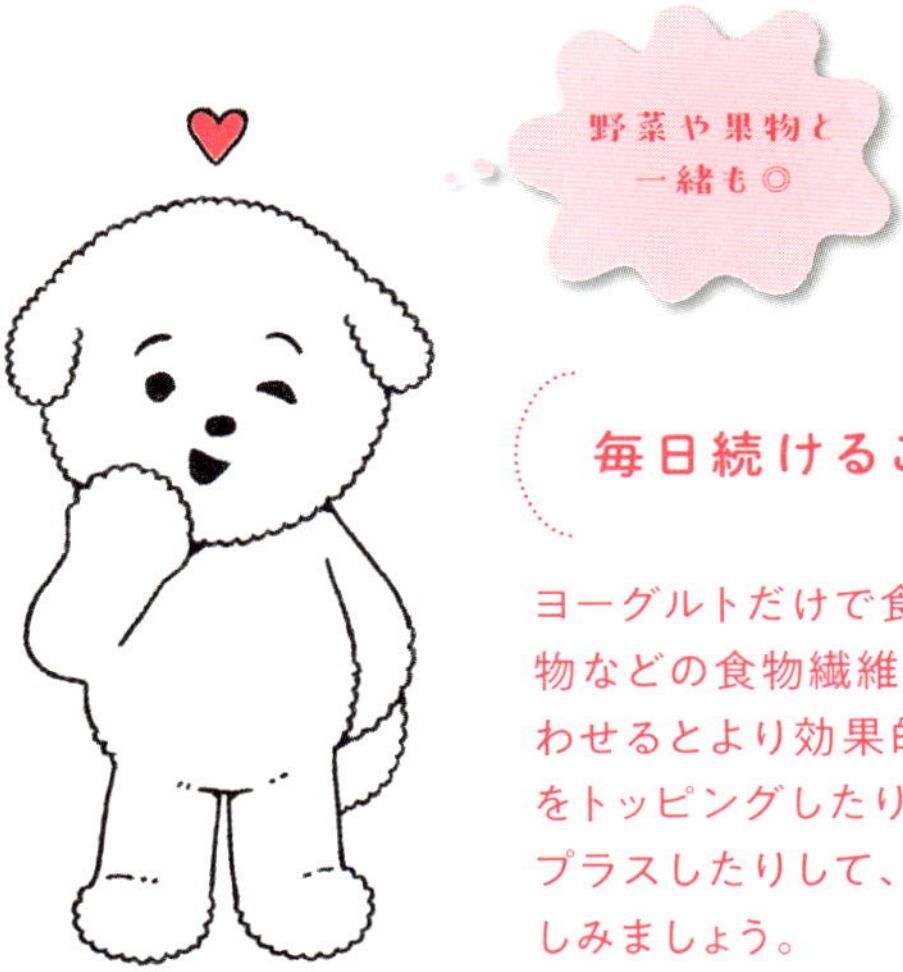

毎日続けることが大切です

ヨーグルトだけで食べるよりは、野菜や果物などの食物繊維が豊富な食材を組み合わせるとより効果的です。ドライフルーツをトッピングしたり、フレッシュジュースにプラスしたりして、さまざまな食べ方を楽しみましょう。

ヨーグルトのブランドによって菌が違い、効果も異なる

整腸や便秘改善のほかにも、O-157やピロリ菌などの感染予防、アレルギー症状を改善するなど、さまざまな機能が付加されたヨーグルトが販売されています。

市販のヨーグルトは大きく乳酸菌系とビフィズス菌系のふたつに分かれます。ビフィズス菌も乳酸菌の一種ですが、このふたつの大きな違いは、乳酸菌が主に小腸で働くのに対し、ビフィズス菌は大腸で働く点です。まず同じヨーグルトを1~2週間毎日食べてみましょう。すると「便やおならが臭くなくなった」という人や、さらに「口臭や体臭も気にならなくなってきた」という人も。腸内環境が整ってきた証拠です。

代謝アップ　腸内環境　免疫力　疲労回復　シミ・くすみ　肌荒れ

12

元気のない朝は、甘酒・酒粕をとり入れる

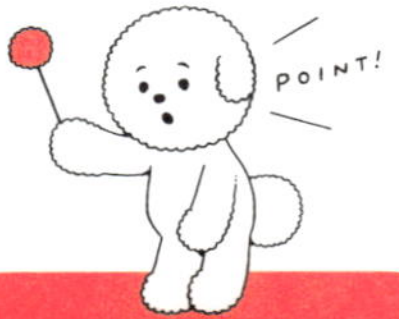

- 食物繊維やオリゴ糖が含まれているため、**腸内環境**をよくする働きがある。
- 疲労や免疫力低下時に飲むと、疲労回復や風邪予防に役立つ。
- 甘酒や酒粕に含まれるビタミンB群は**皮膚の代謝を助け**、こうじ菌はシミの原因となる**メラニン色素の生成を抑制**する。

スムーズにエネルギー補給

酒粕は味噌汁に加えたり、料理の風味づけに。漬物や焼き魚に酒粕を使うのも◎。ただし甘酒はおちょこ1杯まで。

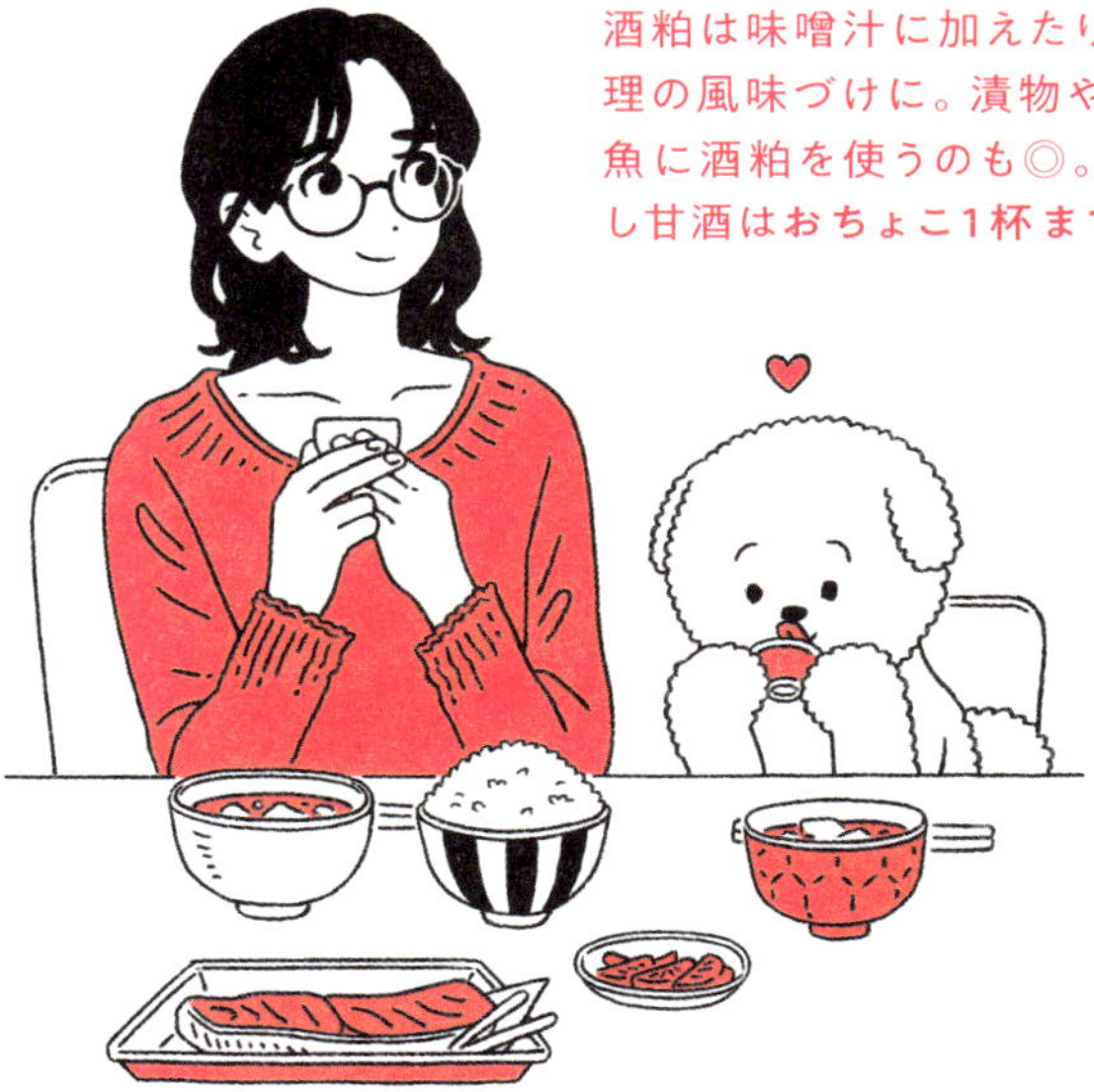

米こうじからできる甘酒と酒粕は腸内環境をよくする立役者

米こうじから作られる甘酒は、米の栄養が分解されているうえに、エネルギー代謝を助けるビタミンB群なども含んでいるため、素早く効率よくエネルギーに変わります。そのため、疲れているときや運動後の免疫力が低下しているときに飲むと、疲労回復や風邪予防に役立ちます。さらにオリゴ糖も含まれているため、腸内環境をよくする効果が期待できます。

酒粕は、米こうじに酵母と乳酸菌を加え発酵させたもの。麹菌と酵母と乳酸菌のトリプル発酵パワーで栄養成分が凝縮されています。朝、豊富な栄養をとると基礎代謝が上がり、1日を調子よく過ごせます。

自律神経

便秘

腸内環境

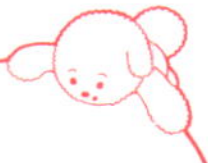

13 お通じのベストリズムを把握する

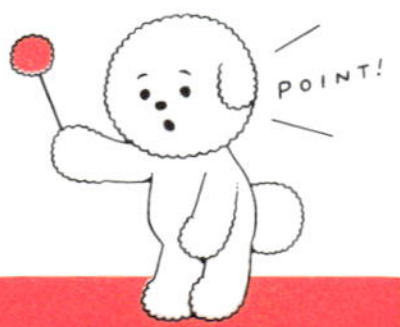

- 腸にとって**理想的な排便タイムは朝。**
- 便秘の人こそ排便リズムを作ることが大事。朝食後はできるだけトイレタイムを作る。
- 排便には副交感神経を高めたほうがよいので、リラックスして、焦らないこと。無理そうだと思ったら、**いさぎよくあきらめる。**

腸が元気になる腸もみマッサージを実践！

まず大腸の場所を把握しよう

大腸は下腹部に四隅を描くように位置しています。便はこの四隅（肋骨の下、左右の腸骨のあたり）に詰まりやすくなっています。

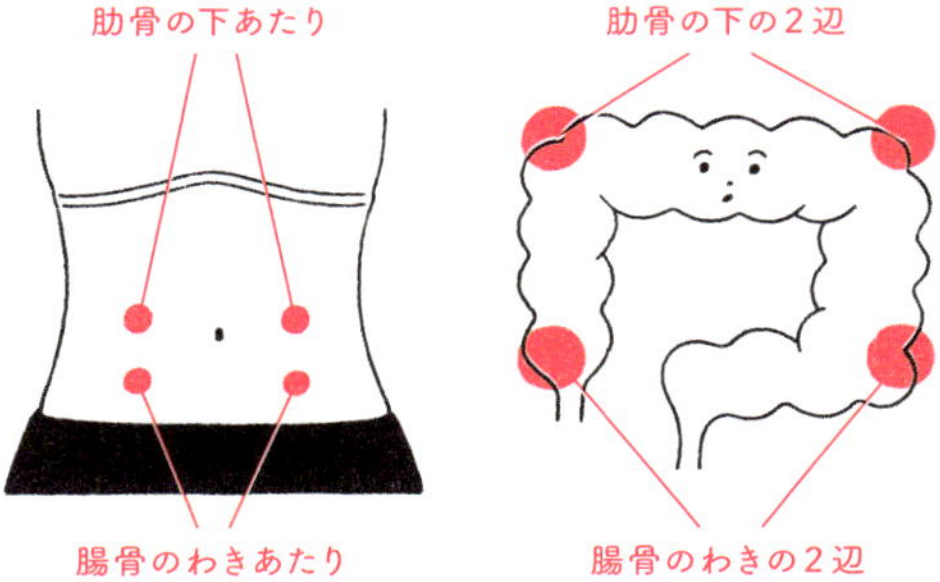

腸に効くツボ押し

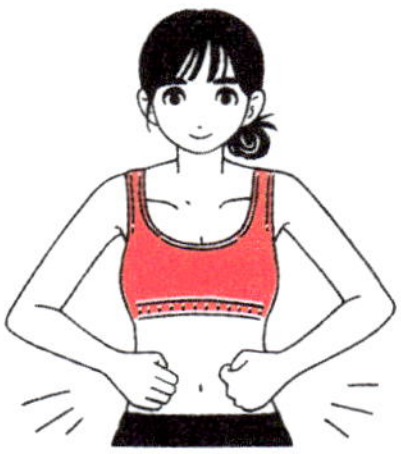

おへその真横のそれぞれ指3本分ぐらいの場所にあるのが「天枢（てんすう）」、そこから指3本分下に下がったところにあるのが「大巨（だいこ）」というツボです。ここをこぶしでギュッと押し込むように押します。

大腸もみほぐし

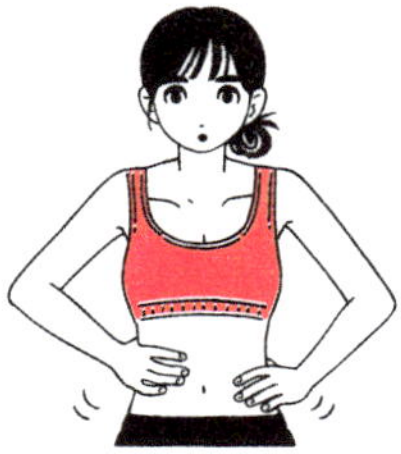

便がたまりやすい大腸の四隅を、左右のわき腹と下腹部を手でギュッとつかんでもみほぐします。上下交互に行います。

毎日決まった時間に出なくても、便意があって、無理にいきんだり長時間こもったりすることなくすませられれば問題ありません。2~3日に1度であっても、排便するのがつらかったり、お腹がはったりしないのであれば、それがその人のベストリズム。大切なのは自分のリズムを知ることです。

自律神経
不安解消
イライラ防止
ミス防止

14 忙しいときほどゆっくりと歯を磨く

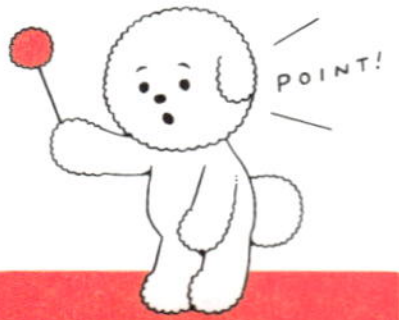

- 寝坊してバタバタ、心もざわざわしているときはゆっくり歯磨きをして、**気持ちを落ち着ける。**
- ちょっとしたパニックに陥ったときはゆっくりとすることで、**ベストな選択ができるようになる。**
- 朝のゆっくりとした動作が、**その日全体に大きく影響する。**

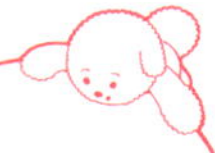

15 朝は無理に運動しない

自律神経　ケガ防止　疲れ防止

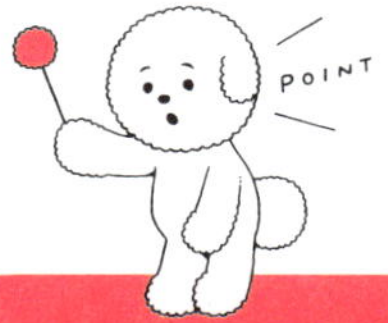

- 朝のジョギングは気持ちがいいものの、体が目覚めていないため、その裏で**体は悲鳴をあげている。**
- 朝の時間帯は、1日の中でも脳がもっとも冴えている時間帯。体ではなく、頭を使うべき。
- 朝は交感神経がとても高い時間帯。無理に運動すると**ケガしやすく、疲れてしまう**（習慣で慣れている人はＯＫ）。

自律神経
決断力
ストレス緩和
仕事効率化

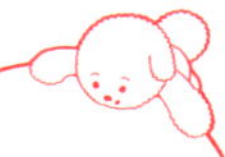

16

ルーティンを作ってムダな感情をとりのぞく

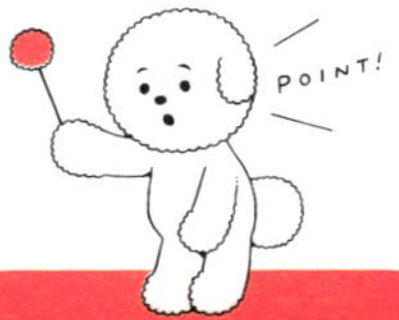

- 毎日同じ行動を繰り返すことで、無駄な迷いがなくなり、気持ちがブレなくなって、**判断力や決断力が高まる。**
- ストレスとなる出来事があっても動揺しなくなり、**心をスムーズに整えられる。**
- 生活をルーティン化すると、仕事や家事、勉強などを効率よく行える。

心と体を整える朝のルーティン例

感謝をする

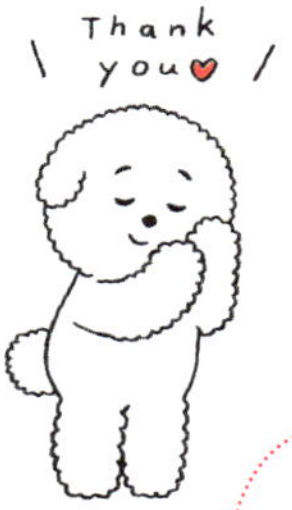

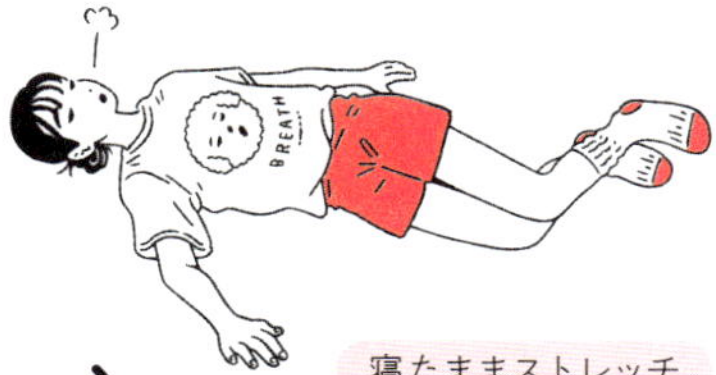

寝たままストレッチ

自律神経の乱れを整えるには、生活に「ルーティン」をとり入れる

毎日同じ行動を繰り返すと、次にやるべきことが決まっているので、「あとは何をすればいいんだろう」「これはやろうか、やるまいか」と迷わなくなります。さらに、安心感や自信にもつながります。また、寝坊や夜更かしなど不規則な生活を続けていると、体内時計が調整されず、睡眠や覚醒、自律神経などのリズムが乱れます。体内時計のずれが大きくなると、疲労や不眠、頭痛、イライラなどの不定愁訴が生じます。

太陽の光を浴びる

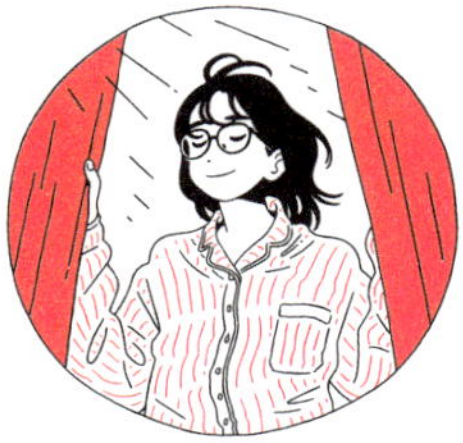

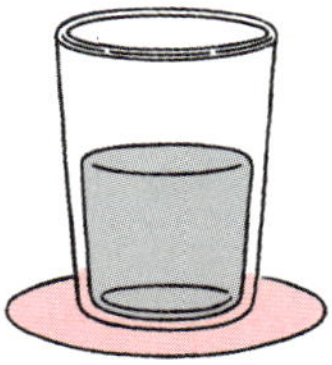

1杯の水を飲む

17 朝は30分の余裕をもって行動する

自律神経　ミス防止　不安解消　集中力

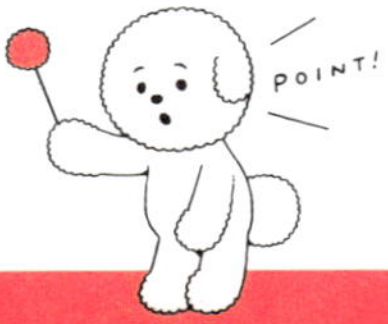

- いつもより30分早く起きることを心がけると、自律神経の切り替えがスムーズになり、**腸の働きそのものにもよい影響**を及ぼす。
- 気持ちにゆとりが生まれ、**好調な1日をスタート**させることができる。
- 時間がないからとつい焦ると、自律神経が乱れ、その状態を午後まで引きずってしまい、仕事の調子も上がらない。

18 雨の日はいつもより早起きをする

自律神経

血流アップ

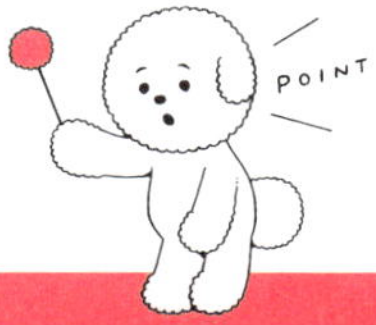

- 雨の日は、自律神経の活動力が落ちて、**副交感神経が優位**になりがち。日中もだるかったり、やる気が出にくくなったりする。
- しっかり朝食を作ったり、そうじをしてみたりと晴れの日より活発に動いてみると、自律神経のスイッチがONになり、**血流もよくなる。**
- 副交感神経は加齢によって働きが下がるため、意識的に副交感神経の働きを上げることをしてみる。

19

カバンは少し小さめのものにする

イライラ防止　ストレス緩和　時短

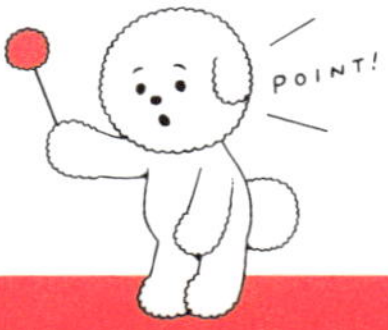

- 荷物は少なく、軽くしておくことで通勤時の**ストレスが軽減**される。
- ものを探すというムダな時間が節約できると、心に**ゆとりが生まれる。**
- カバンの選び方を見直す。ポイントは少し小さめを選ぶこと。
- もち歩くものの必要の有無を見極める。

焦り防止　物忘れ防止　不安解消

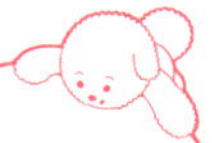

20 テーブルの上、カバン・ポケットの中を確認して出かける

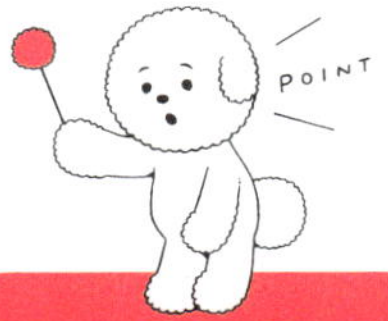

- 絶対に忘れてはいけないものをメモして玄関に貼っておくと便利。
- メモは財布、携帯、時計、鍵、名刺の頭文字を使って「サケトカメ」、火の元や戸締り、電気の消し忘れを注意するなら「ヒトデ」もおすすめ。
- メモを見てひと呼吸おくことで、**気持ちを落ち着ける。**

未病ケア

自律神経

感情コントロール

21

自分で自分に「今日の体調はどう?」と聞いてみる

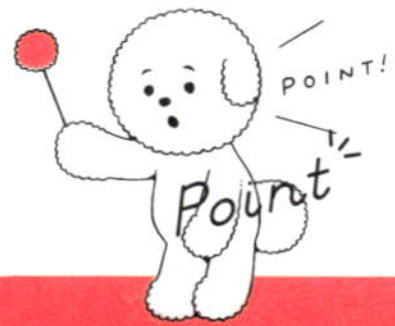

●朝の時間は、自分の体調と向き合うとても大事なひととき。
起きてまず考えるべきは、「今日の体調はどうかな?」ということ。

●目を閉じて5分間、
他人の言葉が入ってこない空間で自分と対話する。

●もう1人の自分がいて話しかけるイメージで。
もっとも大切にすべきものは自分への「言い方」。

自分で自分に話しかけよう

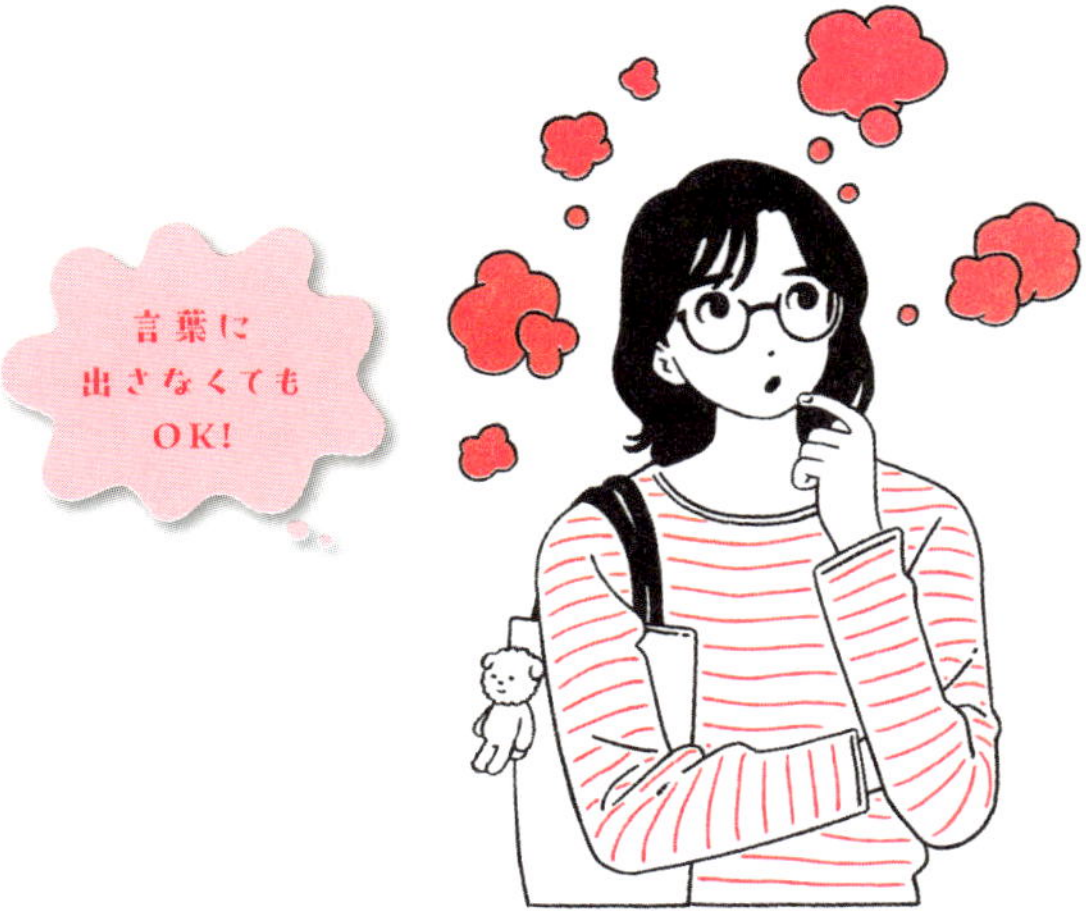
言葉に
出さなくても
OK!

自分の体の声に耳を傾けられない人は、すべて手遅れになりがちです。自分の体調を丁寧にチェックするクセをつけましょう。

1日の始め方が変わる朝の大切な「自分時間」

朝チェックすべきは、「目覚めはいつもと比べてどうだったか？」「そもそも、よく眠れたか？」「胃はもたれていないか？」「鏡に映った顔はむくみなくすっきりしているか？」「尿の出や色はどうだったか？」「声に張りがあるか？」「どこか痛みや痒みを感じるところはないか？」、この7つ。

こうしたチェックには5分もかかりません。たった5分早起きして体調チェックの時間を設けるだけで、1日の始め方がまったく変わります。ネガティブな「流されモード」から、自分主導の1日へとスイッチを切り替えてください。

自律神経　ストレス緩和　イライラ防止　感情コントロール

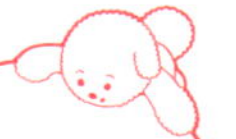

22 満員電車は1本やり過ごす

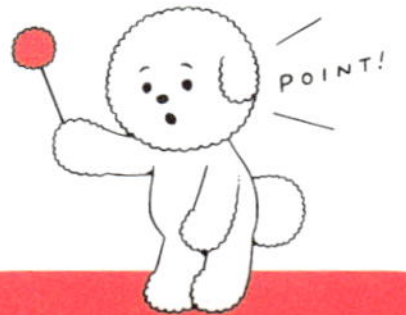

- 見知らぬ人と接触したり、駆け込んで電車に乗ると、不安やイライラで交感神経が優位になり、嫌なことに遭遇したときに**冷静な対応ができなくなる。**
- 交感神経を優位にしないことが、仕事効率アップの絶対条件。
- 1本見過ごす余裕が、**1日の気分を左右する。**

自律神経
ストレス緩和

23
「お先にどうぞ」で気もちよく譲る

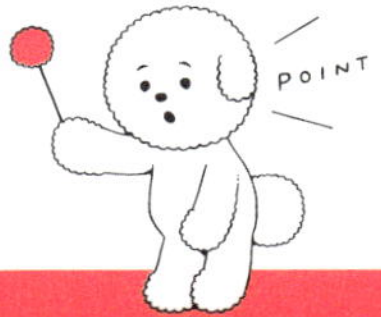

- その言葉を笑顔で発することで**副交感神経が優位になる。**
- 心に余裕が生まれる。
- 緊張やプレッシャー、ストレスなどから**解放される。**
- 気持ちよく1日が始められる。

24

朝はメールを見ない

仕事効率化

集中力

自律神経

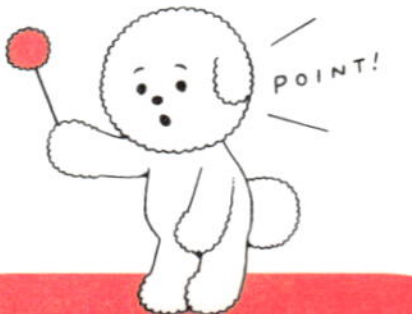

- 自分の**仕事に集中できる。**
- 後で時間を決めてまとめて見るようにすれば、自分を忙しく追い込むこともない。
- どうしても心配なら、件名や内容をざっと見て、すぐに返信が必要なものだけ**短時間で対応する。**

25 朝、時間がないときはコンビニを利用する

自律神経
腸内環境

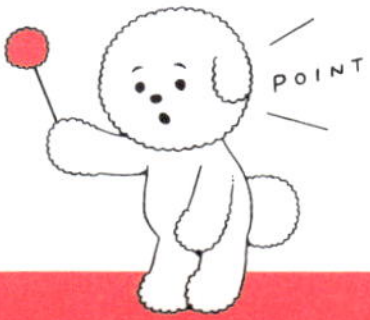

- 自宅で朝食を食べ損ねたら、コンビニで調達する。
- 朝食を抜くと自律神経が乱れ、1日中、不調を感じる。
- バナナやヨーグルト、おにぎり、ゆで卵など手軽に栄養補給できる食品を選ぶ。

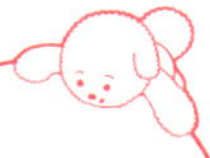

26 紙の手帳にペンで予定を書く

自律神経　不安解消　体調管理　感情コントロール

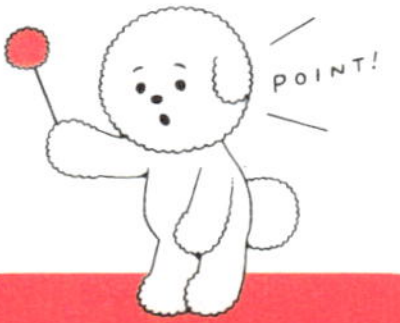

- 毎日どんなに忙しい日々を送っていても、書くことで呼吸が安定し、**心身が落ち着く**。
- 自分を振り返り、**先を見通す余裕ができる**。
- 1日の時間の使い方をコントロールできるようになる。

1日のうち数分間、時間を作る

自分のペースで好きなことを

仕事やプライベートの予定を書きこまなければいけないというルールはありません。食べたものや会った人だけでもかまいません。

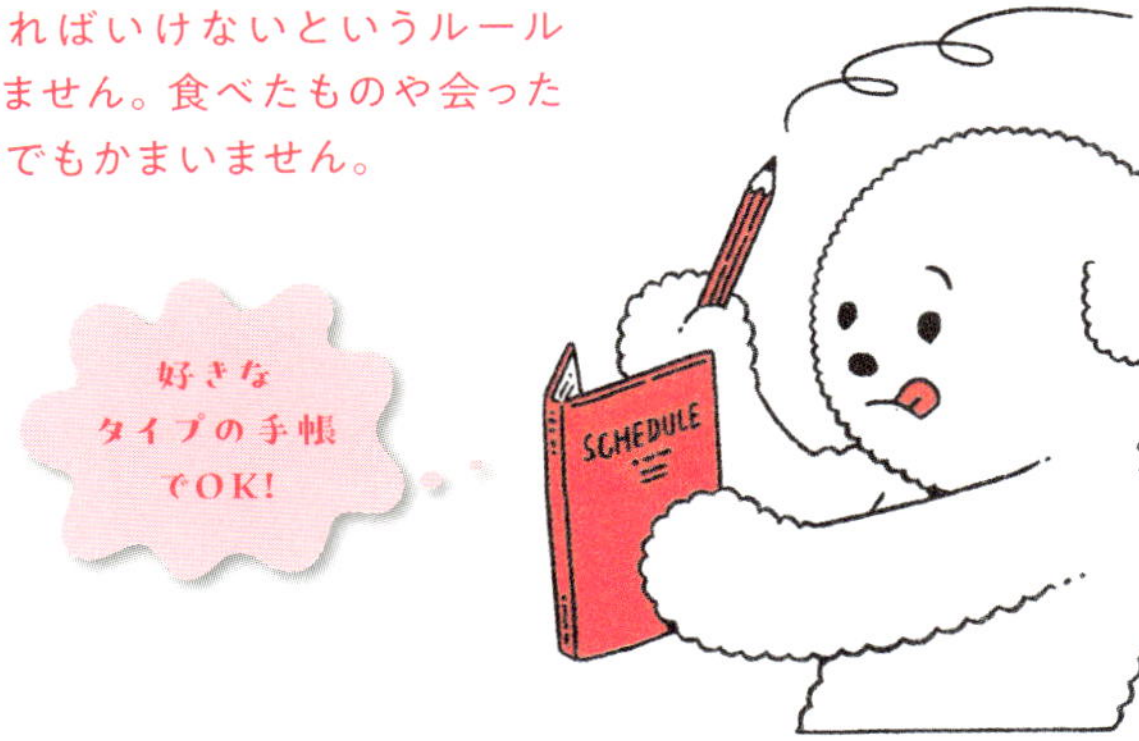
好きなタイプの手帳でOK!
SCHEDULE

忙しいときこそ、ゆっくり、丁寧に文字を書こう

最近は、スマホ中心の生活になってしまい、手書きの手帳は使っていないという人も多いのではないでしょうか。実は、書いている間は自分と向き合うための大切な時間です。書くことを習慣にしていると、どんなに忙しくても、紙にペンを落とした瞬間に呼吸が安定し、心身が落ち着き、自律神経のバランスが整うようになります。

自律神経に大切なのは、この余裕です。書くことで気持ちを落ち着かせて自分を振り返ると、余裕ができます。スマホやタブレットなどでスケジュール管理をすると便利ではありますが、手書きの手帳の効果・効能は計り知れません。

PART 2

昼

9:00 〜 18:00

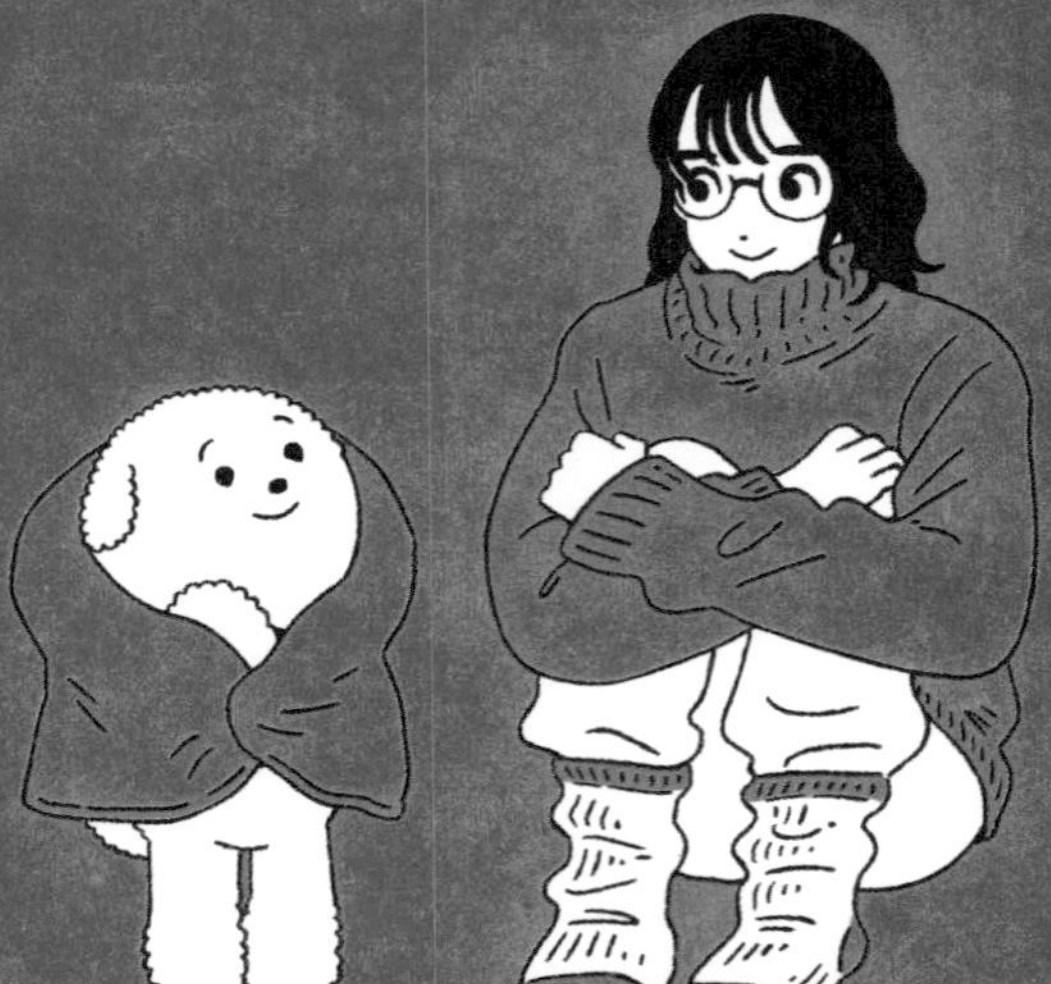

その日1日の
シゴトのストレスを
はねのける32の習慣

お昼時間は、仕事に家事にとアクティブな時間帯。
交感神経も優位になっています。
ストレスもたまりやすいので、
ぜひ自律神経を整える習慣をとり入れたいもの。
今日することを確認したら、頭を使う仕事は午前中に、
お昼はおいしくゆっくり食べて、午後は目の前のことを
1つ1つ丁寧にとり組んでみましょう。
忙しいとき、焦ったときほど、ゆっくり話す、
ゆっくり動くを心がければ、
感情を上下させることなく、
落ち着いていられます。

27

なるべくエレベーターを使わず階段を使う

血流改善　肩こり　腰痛　便秘　ダイエット

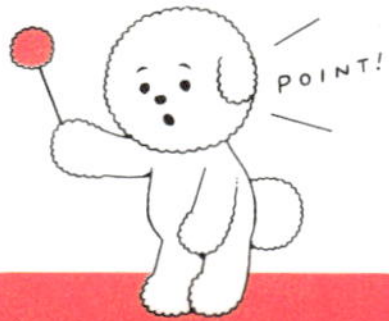

- 階段を上り下りするだけで**血流は改善する**。
- 簡単な運動は肩こりやむくみの解消、代謝アップなどにつながる。
- デスクワークで長時間座ったままでいると、血の巡りが悪くなり、**自律神経のバランスが崩れる**。
- 運動不足で足腰が衰えると、肛門括約筋も衰えて便秘につながる。

階段は絶好のチャンス

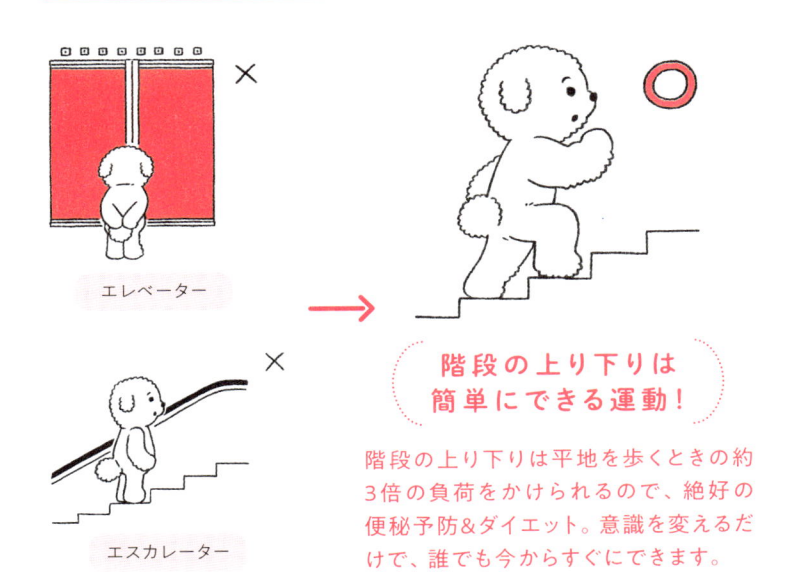

エレベーター

エスカレーター

階段の上り下りは簡単にできる運動！

階段の上り下りは平地を歩くときの約3倍の負荷をかけられるので、絶好の便秘予防&ダイエット。意識を変えるだけで、誰でも今からすぐにできます。

エスカレーターやエレベーターを極力使わないだけでトレーニングに

健康維持のために適度な運動は欠かせません。わざわざ運動する時間をとらなくても、階段は絶好のチャンスです。たとえば、「電車やバスの中では座らない」「エスカレーターは使わずに階段にする」だけでも十分です。毎日、この2つを意識するだけで、たとえばこれまで1日5000歩の運動量だった人であれば、7000歩ぐらいには上がります。

一見ささいなことのようですが、日々、積み重ねると案外大きな財産に。つまり、この習慣を変えるだけでも、だいたい2週間、遅くとも1カ月後には、美と健康において、大きな違いを実感できるはずです。

集中力

脳活性化

仕事効率化

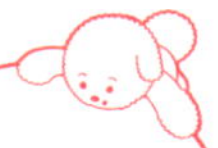

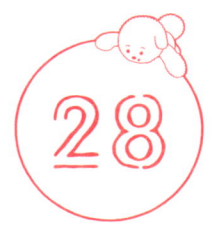

28

頭を使う仕事は午前中に。夕方以降はなるべく頭を使わない

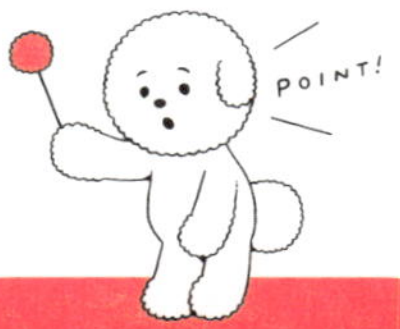

- 脳がもっとも活性化する時間帯は午前中。物事を深く考えたり、発想力を必要とする作業は午前中にすると**集中できる**。
- 交感神経の働きが低下し始める午後は、深く考えなくても進められる**機械的な作業が向いている**。
- やるべきことがたくさんありすぎる場合は、思いつくままにメモに書き出し、番号をふるだけで**頭が整理される**。

自律神経のリズムに合わせる

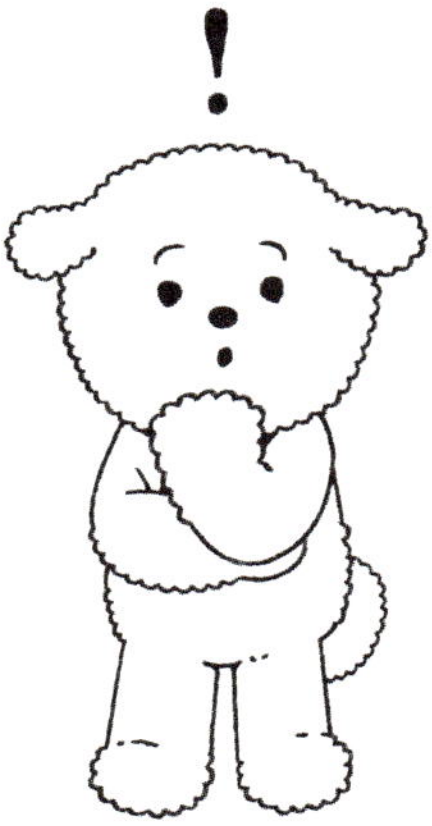

時間配分に気をつけよう

まず朝に、やるべきことを思いつくままに書き出してみましょう。そこから優先順位を決めていけばスムーズに。

「考える仕事」は午前中（朝8～11時）に、「機械的な作業」は午後（15～18時）にあてるようにしましょう。午前中になかなかエンジンがかからないのは、交感神経がうまく働いていない証拠です。

a.m.	p.m.
考える仕事	機械的な作業

自律神経のリズムにあわせて作業をすると仕事効率がアップ

自律神経が本来もつ働きにできるだけ逆らわないようにすることが、1日をより快適に過ごすコツです。そのリズムに合わせて仕事を割り振るようにしてみましょう。

まず、午前中は、交感神経が上昇し始めると同時に、副交感神経もまだほどよいパワーを保っている、仕事をするのに最適な時間帯です。集中力も研ぎ澄まされています。重要な仕事や頭を使う内容のものは、午前中に片付けるようにしてみましょう。反対に、昼食後の2時間ほど、つまり消化活動にエネルギーがとられる時間帯は多少ぼーっとしてもできそうな単純作業にあててみましょう。

血流アップ
リフレッシュ
首こり
肩こり
ストレス緩和

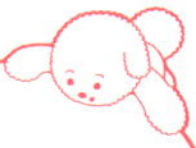

29

空を見上げて「ま、いっか」と言う

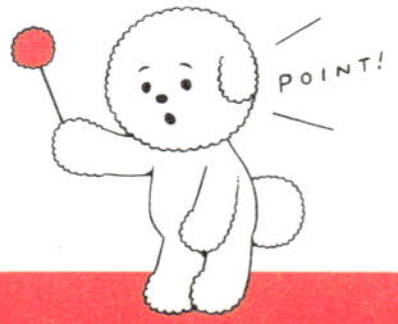

- 肩の力を抜いて、胸を張って行うと、**気分のリセット**になる。
- 「スマホ首」の改善にも効果を発揮する。
- 心底、疲れたときに空を見上げながら「ま、いいか」というと心が整う。
- ストレスが**自然と癒されていく**。

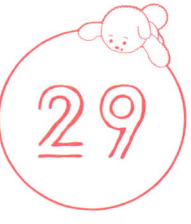

意識的に空を眺めよう

背筋を伸ばして上を向こう

ゆっくり背筋を伸ばして肩の力を抜くと、乱れた自律神経がすぐに整います。

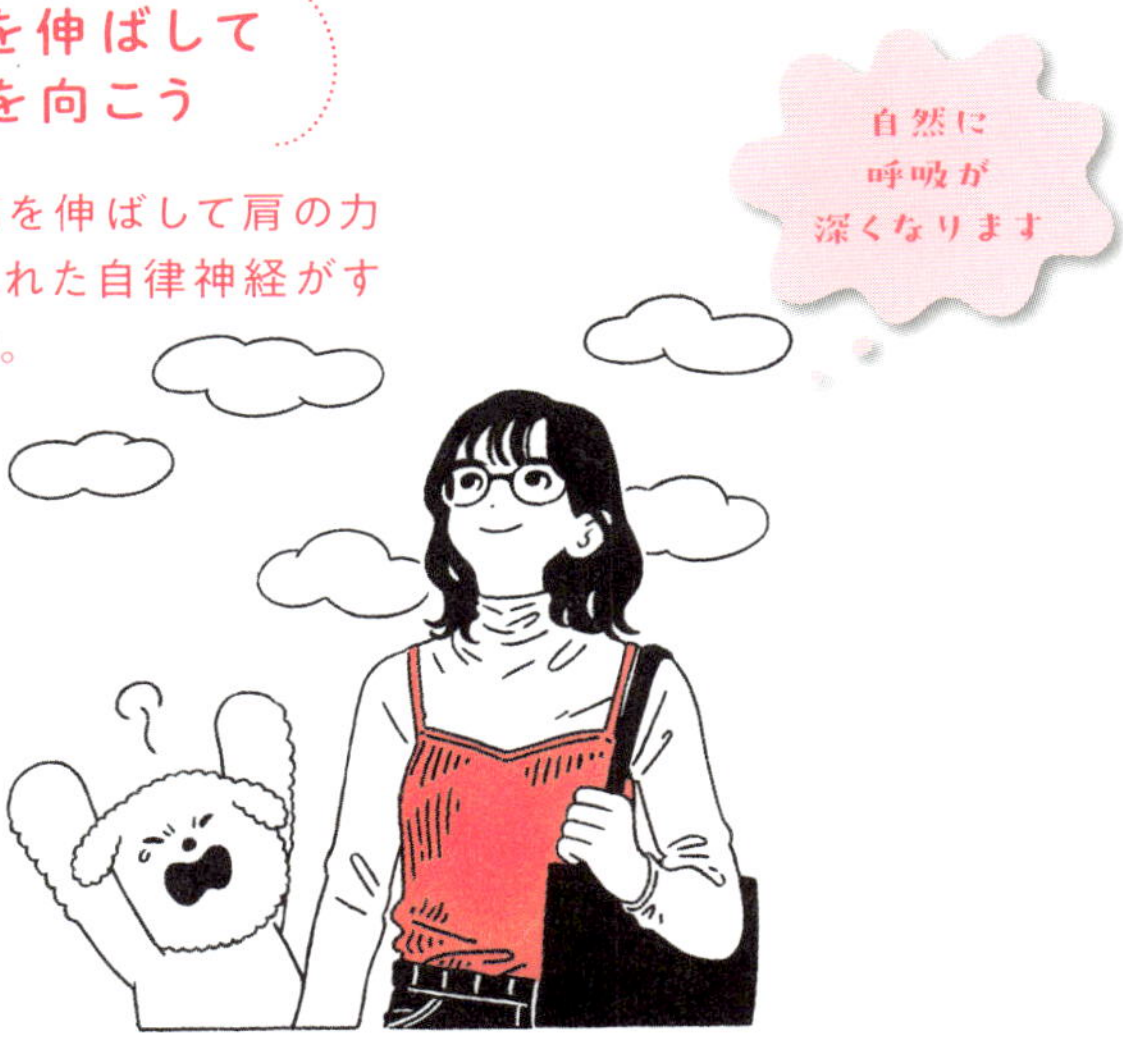
自然に
呼吸が
深くなります

「空を見上げること」と「ま、いいか」と一息つくことが大切

私たちはひどく疲れているときや気分が滅入っているとき、嫌なことがあったときに笑顔が消えて、背中を丸めてうつむきがちになります。また、ストレスがかかると戦闘態勢をとるために猫背になり、気道が押されて狭くなって、呼吸が浅くなります。

それが空を見上げるというアクション1つで変わります。おでこが天に向かい、視線も上がり、気道が開くからです。「空が真っ青だな」「夕焼けがきれいだな」、そんなことを感じとって、「ま、いいか」と一息つけば、心配事や緊張から解放されていきます。また、長時間スマホをもってうつむくのも呼吸が浅くなる原因です。

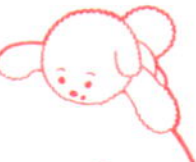

30

ランチは好きなものを ゆっくり食べる

ストレス緩和　腸内環境　自律神経　ダイエット

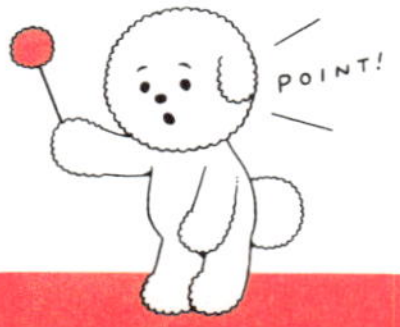

- おいしいものを楽しんで食べることが、体を整える基本。
- 食べたいものを我慢して、嫌いなのに体にいいからといって食べると、ストレスとなり、体の内側からにじみ出る素敵オーラや心身のパフォーマンスに直結する**腸内環境を乱す。**
- 実践していると体型キープまたは**ベスト体重**になる。

ストレスなく楽しんで食事を

1 食べたいものは我慢しない！

油っぽいものや甘いものが好きな人は、それをNGとしてしまわなくても大丈夫。腹7分目をめどに、食べたいものを食べるのが一番です。

2 ゆっくり食べると得をする！

ゆっくりとよく噛むことで自律神経が高いレベルで安定します。噛めば噛むほど唾液がわき、その唾液には若返りホルモンといわれる「パロチン」が含まれています。

3 にっこりと味わって食べる！

楽しく味わって食べると、自然とバランスのよい食事を体が欲するようになります。食べ物に同じお金をかけるなら「量より質」を重視して味わいましょう。

ベスト体型をキープするのはストレスのないおいしい食事

朝食をとって、心身ともに余裕をもった1日をスタート。午前中にしっかりと集中できてのってくると、ついつい昼食抜きにしがちの人もいるかもしれません。ですが、体型をキープし、疲れない体を作るためには、昼食は必須。大切なのは食事を楽しむことです。食事は生命を維持するために必要なエネルギーや栄養素を摂取するというだけでなく、仕事や人生や人間関係、友情や恋愛をより豊かに充実させるためのモチベーションを高めてくれるものです。

好きなものを味わって食べているうちに、体が必要とする量を理解するようになるため、自然と太りにくい体質になります。

眠気防止　自律神経　腸内環境　疲れ防止　仕事効率化　集中力

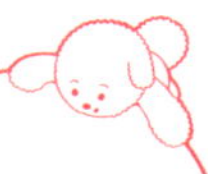

31 食べる前にコップ1杯の水を飲む

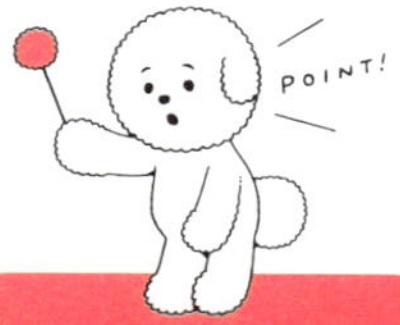

- 副交感神経の働きをコントロールできて、食後の眠気や疲れを抑える。
- 水を飲むことで、腸が反射的に反応して動き出す。あらかじめ、腸の動きを活発にしておくことができる。
- 「食事中の交感神経の急上昇」と「食事後の副交感神経の急上昇」。この両方の急転換を抑えれば、眠くならない。

自律神経の急転換を防ぐ

「食前から腸を動かす」&「ゆっくり食べ」で解決

「水を飲んで食前から腸を動かす」とともに、「ゆっくり食べる」ことも重要。どちらも、食べている間に徐々に副交感神経が上がるようにする方法です。自律神経の急転換をストップすれば、食後に眠くなることを防げます。

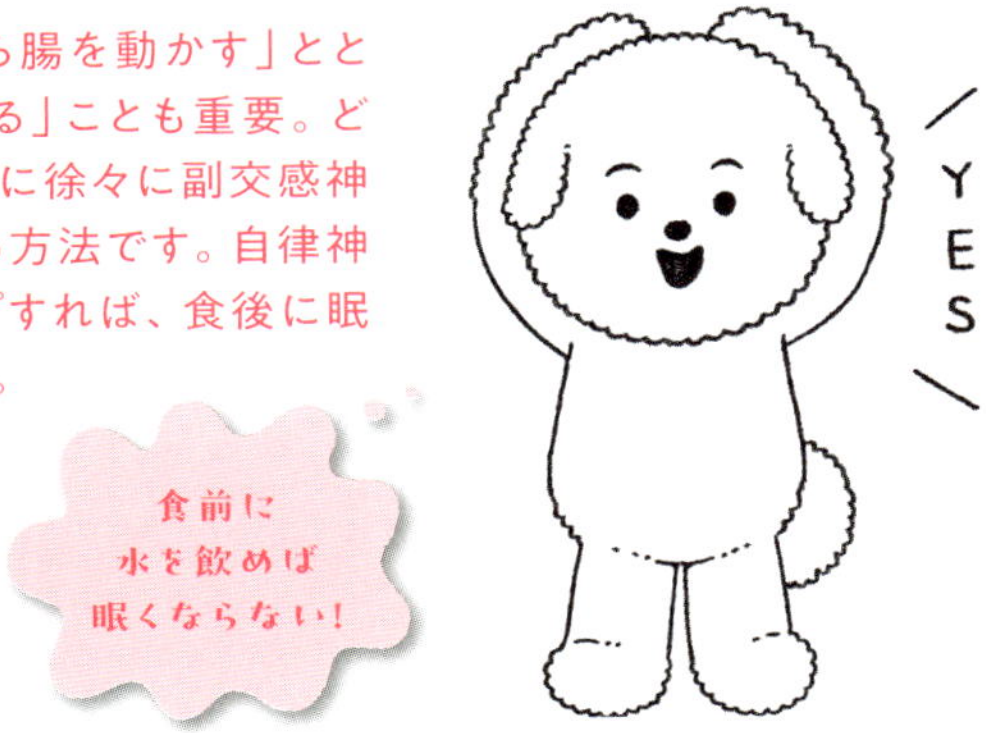
YES
食前に
水を飲めば
眠くならない!

交感神経と副交感神経の切り替えをゆるやかにする

食事中は体が活発に動き、交感神経が高くなっています。食後に睡魔に襲われるのは、消化器官が急に動き出すために、今度は副交感神経優位に「一気に急転換」してしまうから。つまり、この急転換を抑えれば、お腹いっぱいでも眠くなりません。

そのためには、「食前に100㎖の水を飲む」ことです。食前に水を飲むことで、胃結腸反射が誘発されて腸が動くため、食事の前から副交感神経が高まります。

これが、食事中の交感神経の急上昇をセーブし、食事中から徐々に副交感神経を高めるための秘策です。午後に大事な会議がある日はこの方法を。

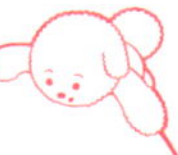

自律神経
腸内環境
眠気防止
疲れ防止
集中力
仕事効率化

32

腹6~8分目の量をよく噛んで食べる

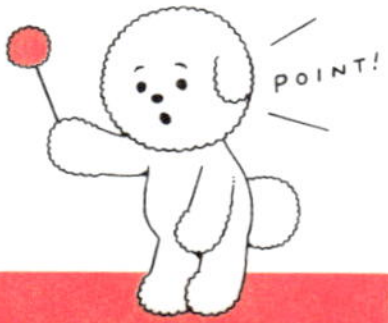

- 自律神経の急転換をセーブ。**食後からすぐに元気**に働くことができる。
- ガツガツ早食いすると、食後に疲れやだるさがやってくる。
- 腹6分目でもゆっくり噛んで食べると満足感が出て、パワー不足を感じることはない。
- 食べる順番は、**生野菜→タンパク質→炭水化物がベスト。**

腹6〜8分目で午後も仕事がはかどる！

ゆっくり噛んで食べよう

慣れないうちは8分目から挑戦してみよう。ゆっくり噛み締めながら食べると、足りないと感じることはありません。

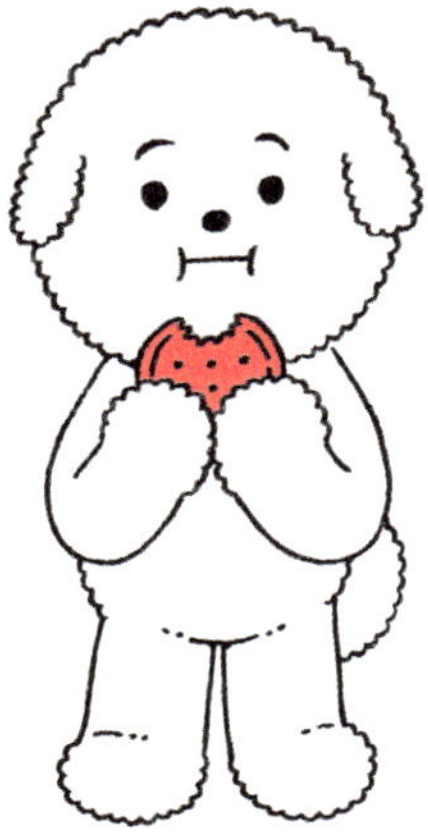

午後の集中力を切らさないために昼食の早食い、食べすぎを避ける

お腹いっぱいになると、消化・吸収に大量の血液が使われ、脳の血流が不足してしまいます。結果、頭がぼうっとして仕事に集中しにくい状態に。量を少なめに抑えて血流不足を防ぐことがまず大切です。

食事は量ではなく腸管のコンディションで決まります。ゆっくりと食べることで腸がよく働きます。たとえ腹6分目に抑えたとしても、午後の仕事や心身のパフォーマンスアップに必要な栄養とエネルギーは十分に吸収することができます。食べ足りないのではと心配する必要はありません。午後の頭の回転をよくするためにはとにかく昼食の早食い・食べすぎを避けましょう。

自律神経

マインドフルネス

腸内環境

ストレス緩和

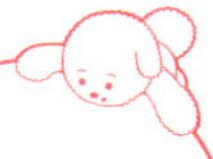

33 食事にしっかり集中する

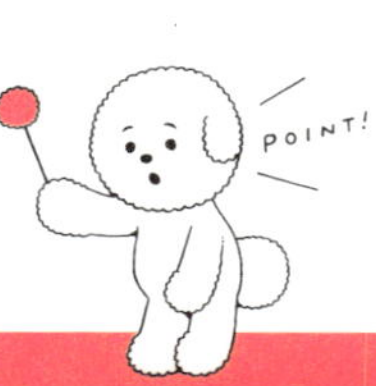

- 食べることに集中するだけで、**自律神経を整える**効果がある。
- 今ここにある現実だけに目を向けること＝マインドフルネスとなり、過去の後悔や未来の不安も手放す。
- 不思議なくらい**体が軽くなり、心が穏やかになり、頭も冴える**。

食事そのものに集中して味わおう

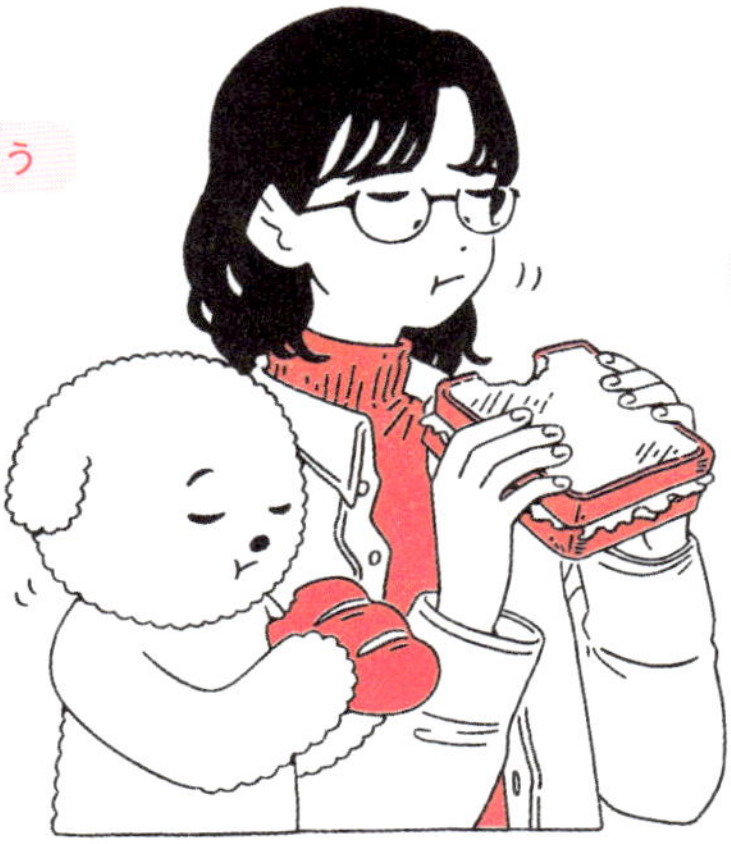
ゆっくり味わう
昼食抜きはNG

仕事に集中してつい昼食抜きで夜まで突っ走っている人はちょっと待って。午後からのパフォーマンスにおいても昼食は必須です。

仕事のことはひとまず置いて食べることに集中しよう

昼食をとりながら、つい「あ、今朝はあれを忘れた」とか「午後はまだまだ仕事が山積みだな」などといった雑念が浮かんでくることはありませんか？　何か別のことを考えながら食べていると、胃液の分泌も腸のぜん動運動も弱くなり、うまく消化できなくなります。せっかくとった食事も心身のエネルギーに変わってはくれません。

また、食べることに集中すると自律神経が安定します。食べ物の見た目、匂い、味、食感の1つひとつを集中して味わうことです。そうするといつのまにか雑念がすっかり消え去り、心の中は食事の楽しさで豊かに満たされていきます。

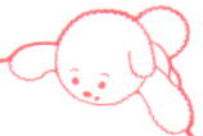

34 カラダにいいより おいしいで選ぶ

自律神経　腸内環境　代謝アップ　ダイエット

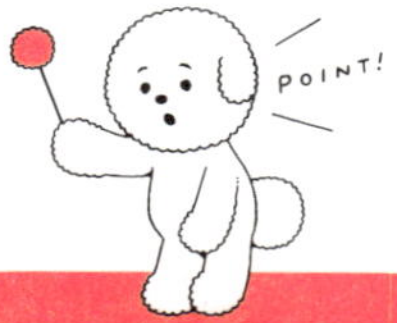

- ストイックな食べ方は**きれいな腸を作らない。**
- 腸は「第二の脳」。食べたいものを我慢すると腸内環境が悪化する。
- 暴飲暴食は厳禁。でも、体が自然と欲するものや、おいしいと感じられるものを選んで食べることで、血流がよくなり**代謝もアップ。体重増加も防げる。**

自分に厳しくしすぎるのは禁物

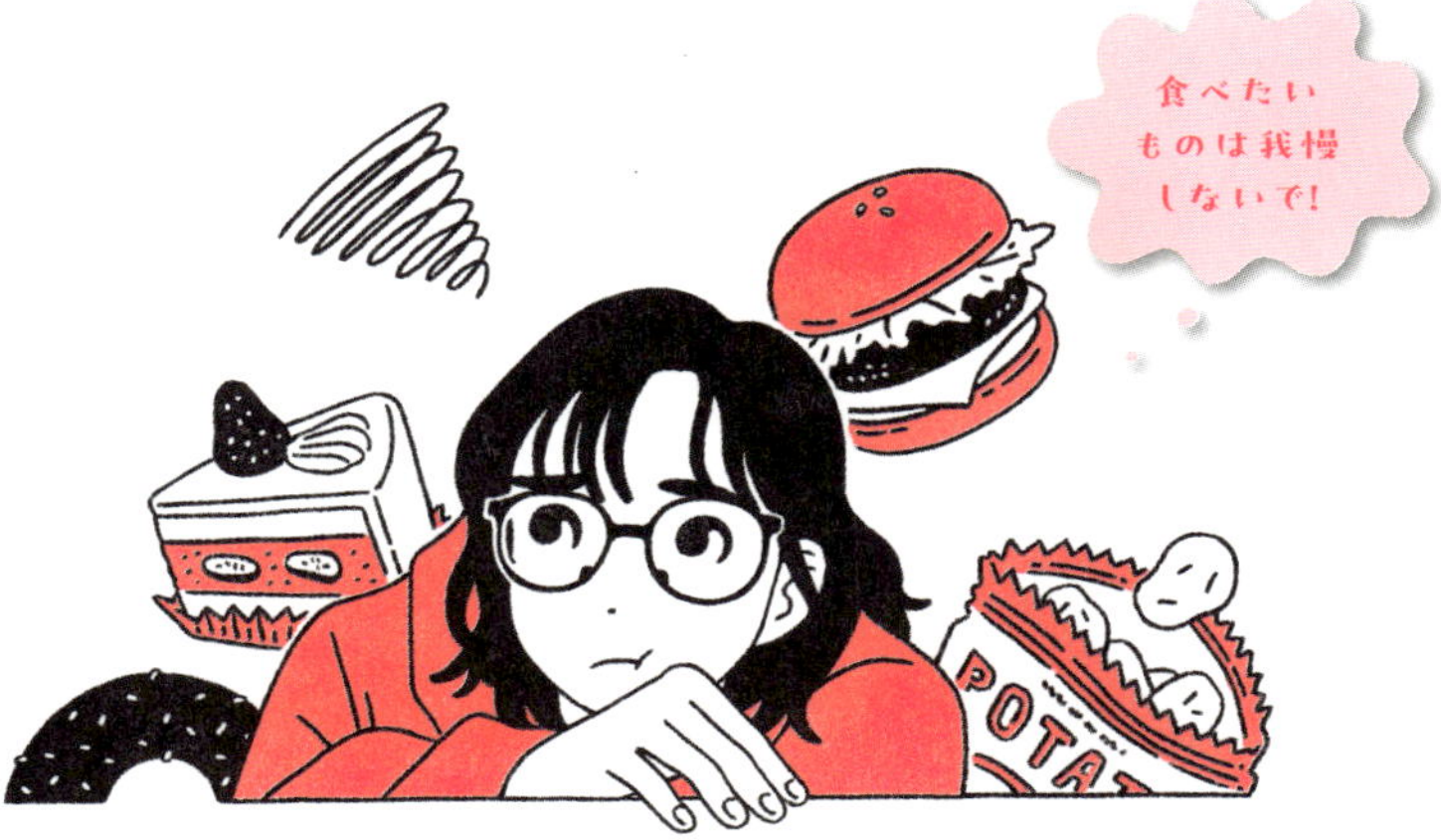
食べたいものは我慢しないで!
POTAT

あれはダメ、これはダメとストイックになりすぎると自律神経が乱れます。

ストイックな食べ方や生き方は自律神経を乱します

「食べたいけど、我慢しなきゃ」「体にいいと言われているから、嫌いなものでも食べなくちゃ」という考えは体調不良やストレスのもとになります。食事のとり方で一番大切なのは、好きなものをおいしく楽しんで食べることだからです。たとえ「健康によい」とされる食事でも、食べる本人がおいしいと感じなければ食べることはストレスになり、腸内環境が悪化し、自律神経のバランスに支障をきたします。

腸内環境が悪化すると、緊張でお腹が痛くなったり、仕事や人間関係のストレスで便秘になったり下痢になったり、気持ちの変化に敏感に反応してしまいます。

自律神経　腸内環境　便秘　代謝アップ　美肌　美髪　ダイエット

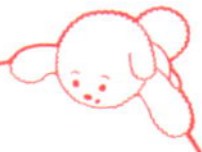

35 メニューに迷ったら和食を選ぶ

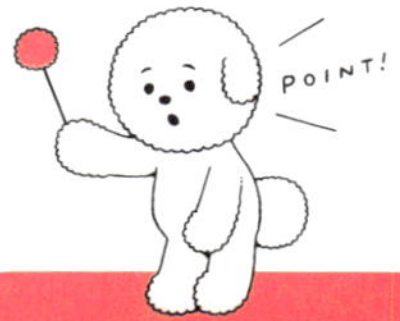

- 和食は食物繊維を多く含むため、便秘解消はもちろん、新陳代謝が高まって、**ダイエットや美肌、美髪にも効果的。**
- 内側からのケアとして腸内環境を整えるには和食が最適。
- 善玉菌が喜ぶ食材は和食に使われる**食物繊維や発酵食品に多く含まれる。**

品目の多い食事が好バランス

単品メニューの洋食

迷ったら、パスタやラーメン、オムライスといった単品のメニューはできるだけ選ばないように

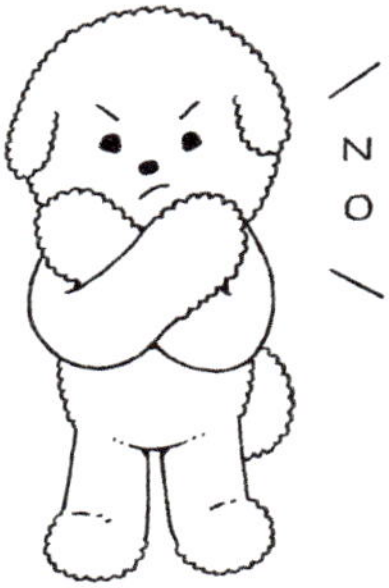

バランスのいい和食

何を食べるか迷ったら、焼き魚や煮魚などの主菜に野菜の小鉢、おみそ汁とご飯といった和食を選ぶように心がけましょう

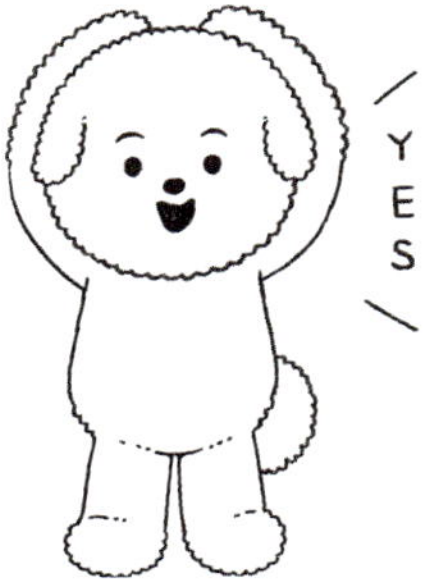

和食は発酵食品と食物繊維をバランスよくとれる

外食メニューに困ったら、とりあえず「和食」を選びましょう。定食にすれば1回の食事で発酵食品や食物繊維が多めにとれます。これらは腸に内側からダイレクトに働きかけられるので、腸内環境の調整に役立ってくれます。

結果として腸内の善玉菌が優勢になっていくと、腸内環境がよくなり、消化や吸収がスムーズに。便秘解消はもちろん、免疫力もアップするため、和食は健康やエイジングケアにも有効なスーパーフードなのです。ただし、食事からとる善玉菌は生命力が弱く、便で排出されてしまうため、毎日継続して食べることが大切です。

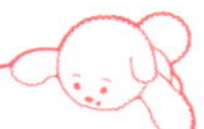

36 ミルクティーを飲んで仮眠をとる

眠気防止　仕事効率化　疲労回復　リフレッシュ

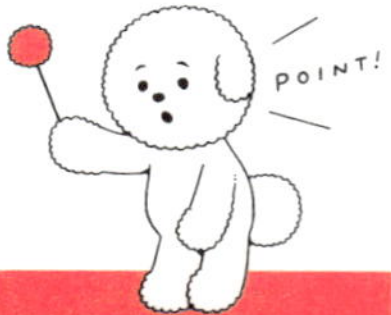

- **質のよい仮眠**のために、ミルク入りの温かい紅茶を飲む。
- 仮眠の時間は30分に。眠気と疲れをとり、目覚めもすっきり。
- **仕事のパフォーマンスを上げる**ために仮眠は効果的。
- コーヒー派の人はカフェラテでもOK。

仮眠のおかげで仕事効率アップ

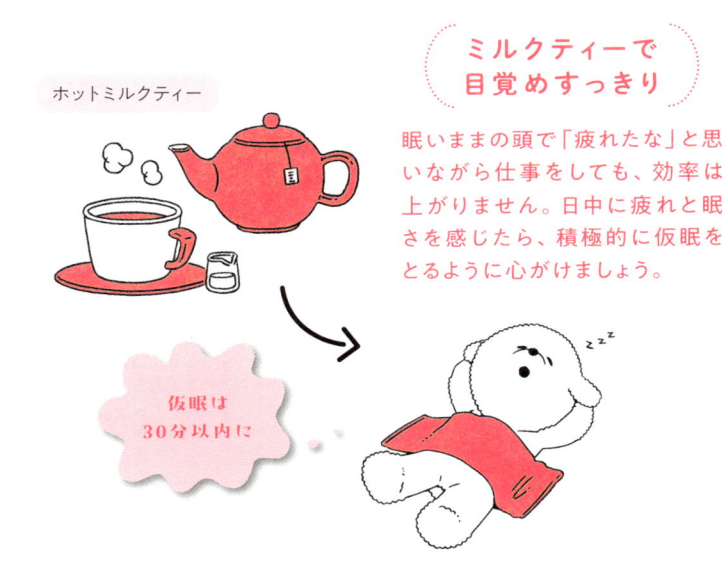

ミルクティーで目覚めすっきり

眠いままの頭で「疲れたな」と思いながら仕事をしても、効率は上がりません。日中に疲れと眠さを感じたら、積極的に仮眠をとるように心がけましょう。

なんとなくだるいときはミルクティーを飲んで仮眠しよう

「昼寝をするのは怠け者」というのは、昔の話。今は仕事のパフォーマンスを上げる効果が認められ、昼寝の時間や施設を積極的に導入する企業も増えています。ただし、長時間ぐっすり眠ってはリズムが崩れてしまいます。理想の仮眠時間は30分以内。この30分を充実させるのがミルクティーです。仮眠の前に飲むことで、早く眠りに入ることができ、目覚めがすっきりします。

ポイントは、眠りに入りやすくする「トリプトファン」（ミルクに含まれる）と、目覚めるために必要な「カフェイン」（紅茶、コーヒーに含まれる）の両方が入っていることです。

自律神経　血流アップ　集中力　疲労回復　アンチエイジング

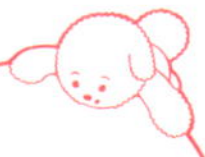

37 集中力が切れたらスクワットをする

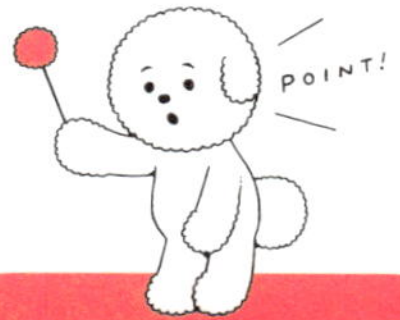

- デスクワークの合間に10回するだけで**自律神経が整う**。
- スクワットにより、うっ血が改善され、頭が働きやすくなる。
- 加齢による**筋力低下の改善**になる。
- 無理やりがんばらず、毎日の中でちょっと意識するだけで十分。

スクワットはフォームが大切

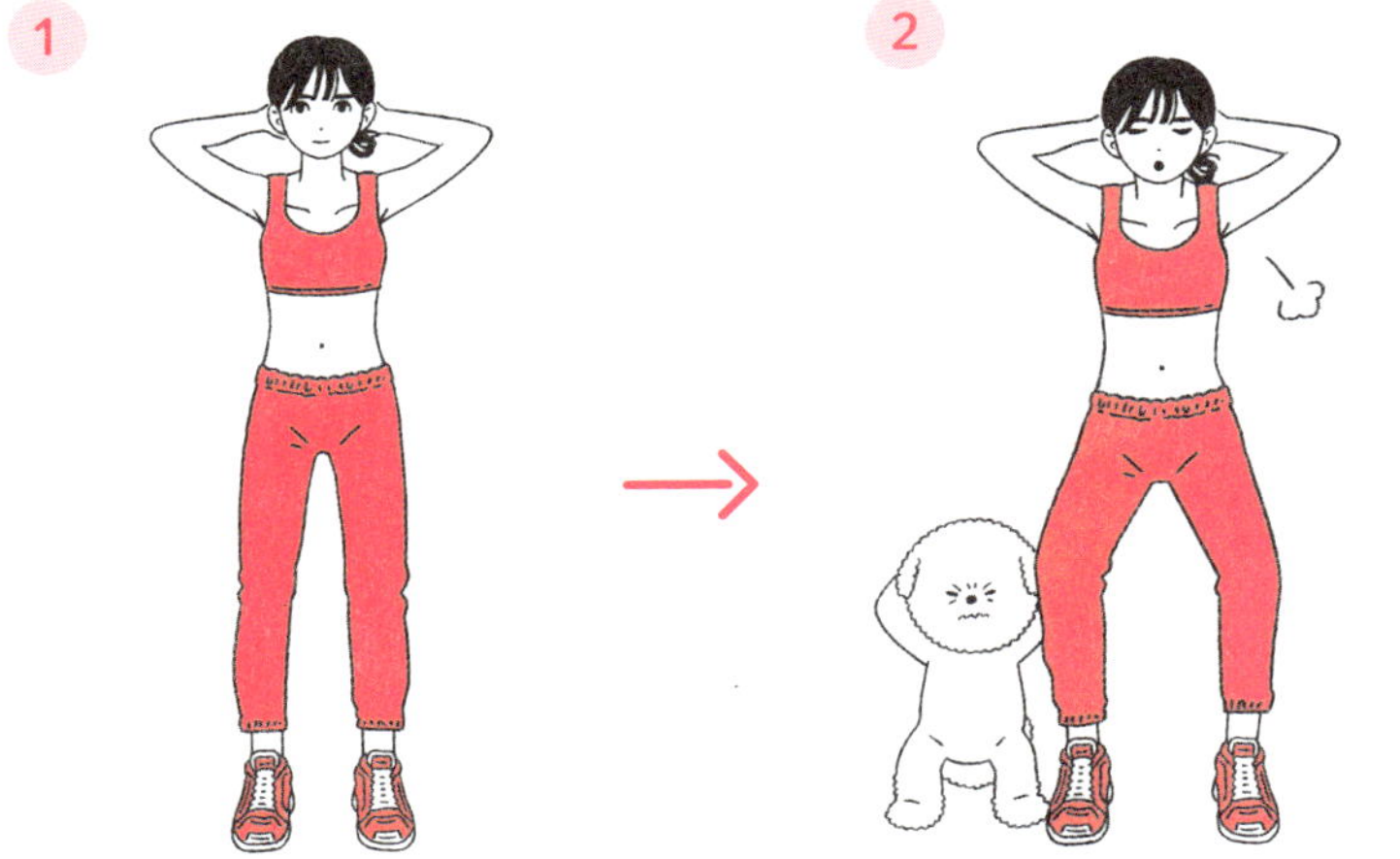

1 息を吐きながら、ひざが60度になるまで4秒かけて腰を落とします。

2 息を吸いながら、4秒かけてひざを伸ばします。

滞っていた血流が改善されて自律神経が整い、仕事効率アップ

スクワットは自律神経のバランスを整えるためにも非常に効果的です。道具もいらず、手軽で便利。ですが、体を上げたり下げたりと簡単なだけに適当なフォームになってしまう人も多いようです。

体を傷めてしまう危険もあるので、正しいフォームをしっかり覚えましょう。コツは、しっかり呼吸しながらゆっくり行うことと、ひざを曲げすぎないことです。ひざの曲げすぎはひざを痛めるので要注意です。ひざがつま先より前に出ていないか、両足が肩幅ぐらいまで開いているか、ひざが60度になるまで腰を下ろしているかなどをチェックしましょう。

自律神経　血流アップ　緊張緩和　リラックス　集中力　アイデア力

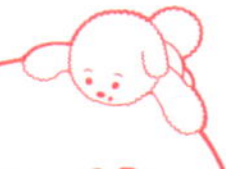

38

ココロを落ち着けたいときは3秒吸って6秒吐く

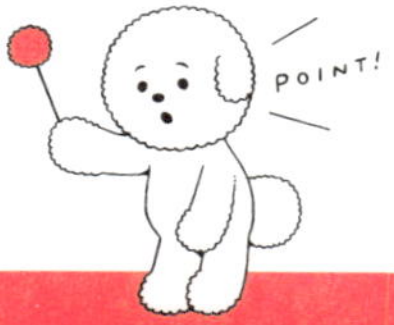

- 大事なプレゼンや意中の相手とのデートの前など、**緊張するシーンで使える**。
- 呼吸によって、自分らしさや発想力・判断力・思考力が発揮される。
- 自律神経が安定するので、**状況判断**や**細かい作業**にも向いている。
- 本番に強くなる。

1:2呼吸法で今に集中

1 鼻から息を吸う

3秒かけて鼻から息を吸いこみます。

2 口からゆっくり吐く

6秒間、口をすぼめてゆっくり吐きます。❶❷を5~7回繰り返します。

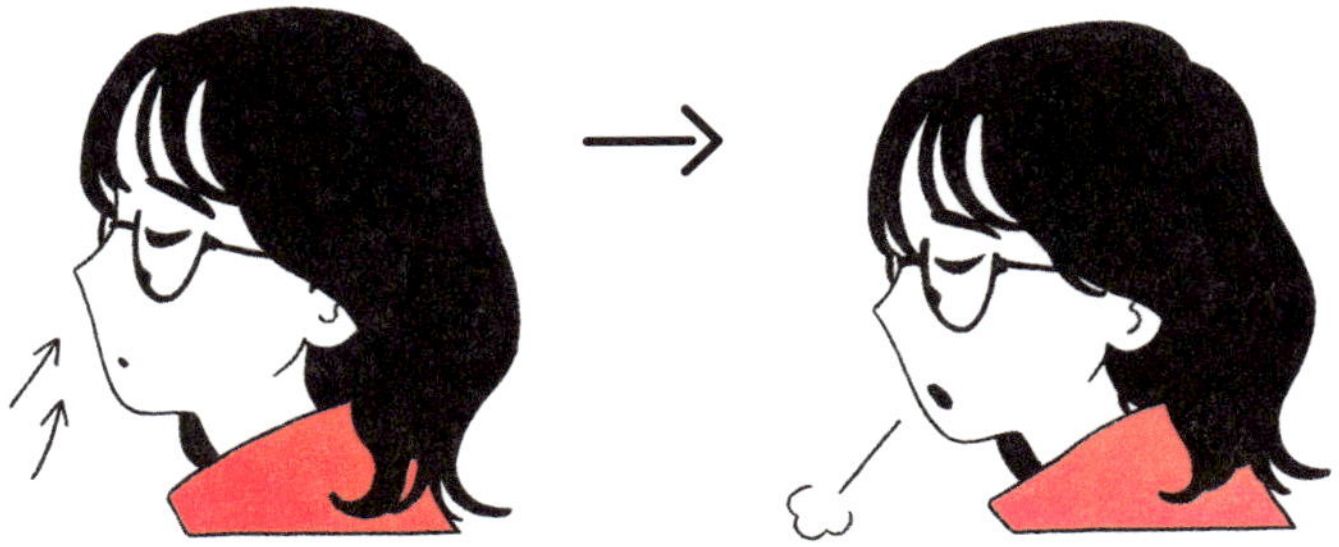

緊張状態から気持ちを落ち着けて本領を発揮するために

緊張する場合では、交感神経が刺激され呼吸が浅くなるため、血流が悪くなり、思考力や判断力も低下してしまいます。その結果、自分らしくできず、チャンスを逃すことに。大切なのは、目の前のことに集中すること。「3秒吸ったら、6秒吐く」の「1:2(ワンツー)呼吸法」が効果的です。

息を吐くときは、なるべくゆっくり長く吐くことを意識しましょう。すると、頸部にあるセンサーが反応して、副交感神経を効果的に高められます。仕事でも人間関係でも、どんなシーンでもおすすめです。きっとどんな状況でも自分の力を出し切れる、本番に強い人間に変われるはずです。

緊張緩和　プレッシャー緩和　血流アップ　感情コントロール　リラックス

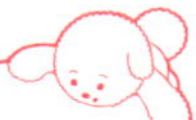

39 緊張したら手のひらを開く

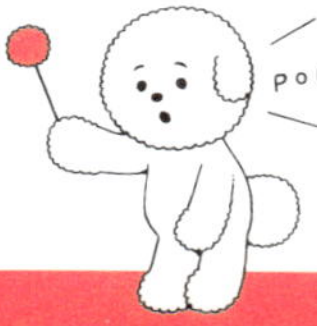

- 気持ちがこわばると体もこわばるため、意識して力を抜くとよい。
- **プレッシャーや雑念、緊張を払い**、心を落ち着けられる。
- 手に力をいれないようにすれば血流の悪化を防ぎ、平常心を維持できる。
- **親指だけでもゆるめる**ようにすると体がゆるむ。

緊張状態になったらやること

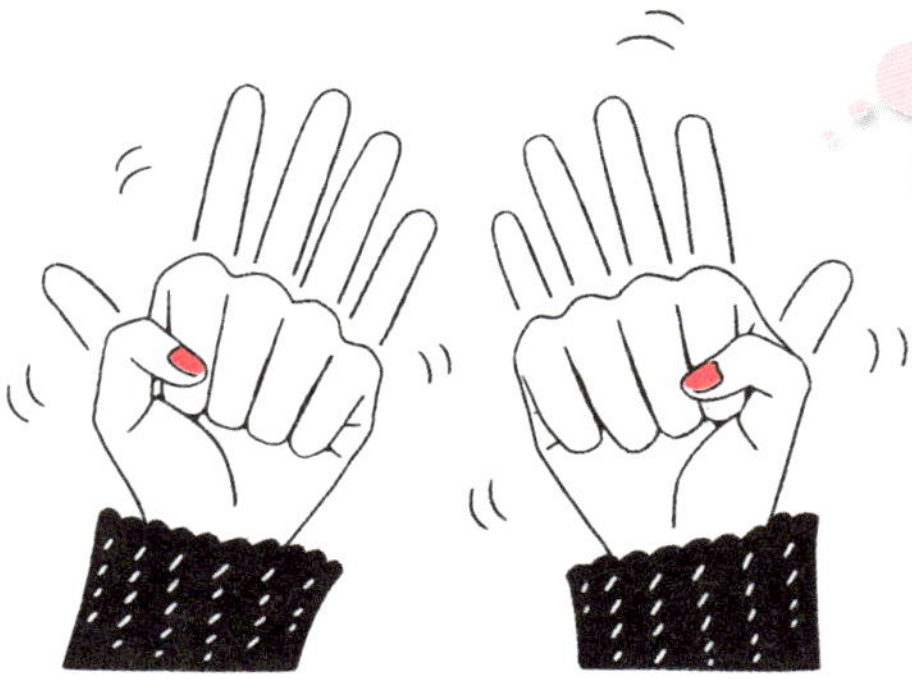

手のひらをパーっと広げる

イライラしたりプレッシャーを感じたりすると、無意識のうちに手をぎゅっと握りしめがちになります。

ポイントは、指が反るくらい、指先をしっかりと広げること。こうすることで、指先の毛細血管の血流が一気によくなり、副交感神経の働きも高まります。

手を開いて、心と体のこわばりをとる

たとえば、ゴルフの初心者は親指に力が入りすぎてよくミスショットをしがちです。また、ペーパードライバーの人が緊張でハンドルをガチガチに握りしめてしまうのも同様です。このように、緊張を感じると無意識に何かを強く握りしめてしまいます。締めつけるように握ることによって、末端の毛細血管の血流が低下します。そうすると血流不足によって毛細血管に酸素や栄養が行き届かず、自律神経が乱れます。

そこで、体が緊張状態になっているときは手のひらを開きます。緊張しているときによく「肩の力を抜け」と言いますが、医学的には「手を開け」のほうが効果的です。

40

ホットコーヒーで腸から幸福物質を出す

眠気防止 / リラックス / うつ / 血流アップ / 便秘

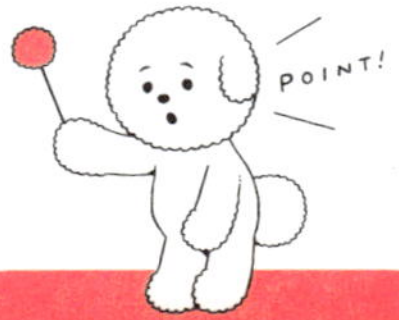

- 幸せ物質の分泌量を増やす効果がある。
- 朝の目覚めに飲むと、**眠気を覚まし、すっきりした気分に。**
- 気分が落ち込んだときの気付け薬にもなる。
- 1日7杯以上は**カフェインの摂りすぎ**になる。

1日2〜4杯のホットコーヒー

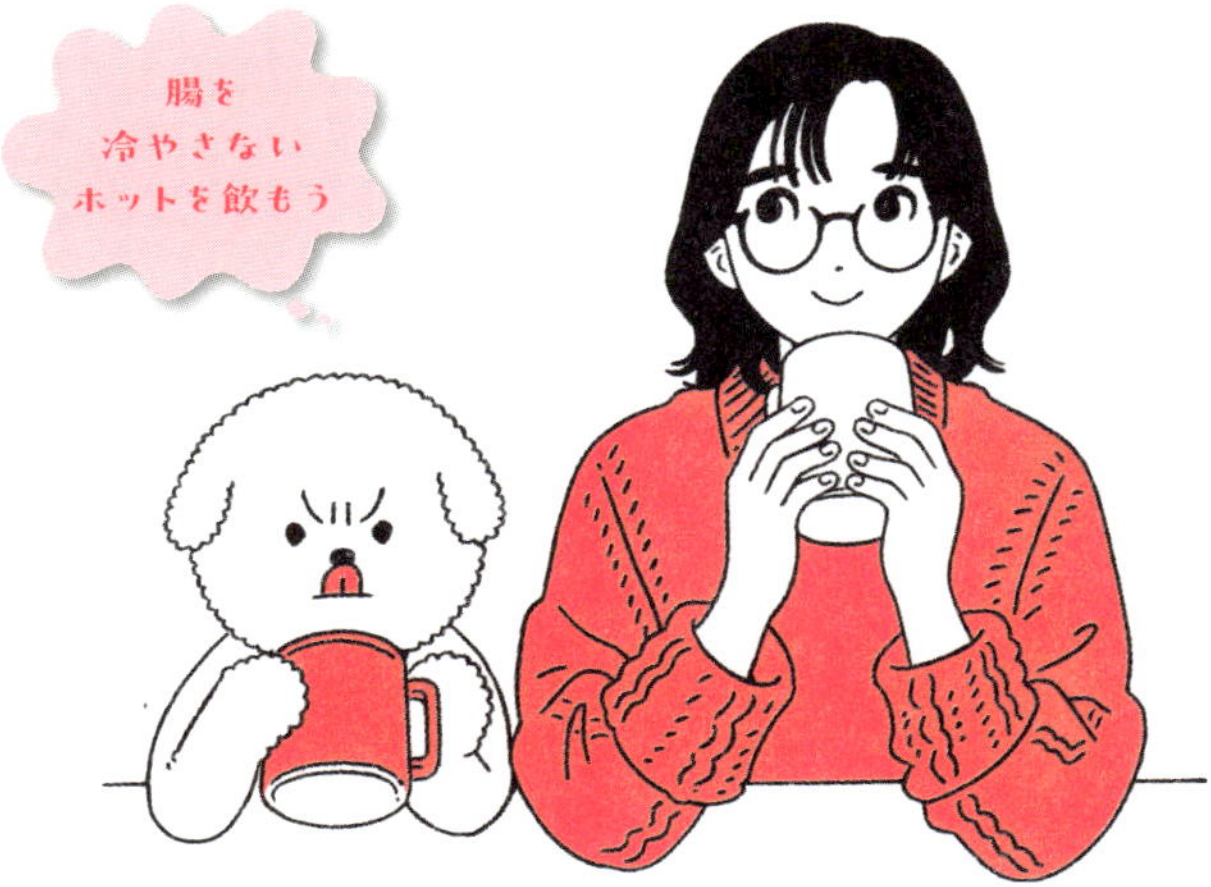
腸を
冷やさない
ホットを飲もう

忙しいときこそ、ホットコーヒーでひと休みする息抜きも必要です。

ストレス解消や血流アップ以外にもたくさんの効能を享受できる

心身の疲れを癒す1杯のコーヒー。コーヒーに含まれるカフェインが交感神経を活性化し、眠気を覚まし気分をすっきりさせてくれます。そのほか、末梢血管を拡張させる作用による血流アップ効果や、大腸のぜん動運動を誘発するため便秘解消、腸内環境の改善にも効果を発揮するのです。

注目すべきは、腸壁で作られるセロトニン、またはドーパミンといった幸せ物質の分泌量を増やす効果があるということ。これはハーバード大学の研究で実証済みで、同大学の調査ではコーヒー愛飲者はうつ病患者が少なく、1日2〜4杯飲むと自殺リスクが半減するとの報告もあります。

41 ガムを噛んでストレスを解消する

血流アップ　集中力　リラックス　歯周病予防

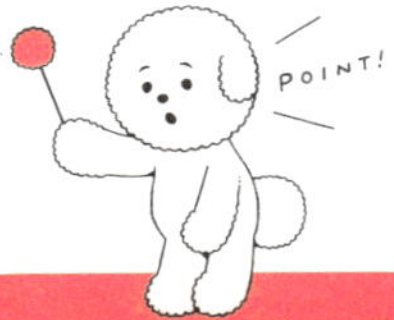

- 脳が活性化し、集中力が増す。
- 緊張やイライラが抑えられないときに、**平常心をとり戻せる。**
- ガムを噛むことで脳のアルファ波が増加し、リラックス状態に。
- 加齢によって起こる、**歯槽膿漏（歯周病）**を予防する。

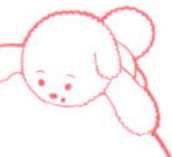

42 おやつにはチョコレートを少し食べる

血流アップ

イライラ解消

疲労回復

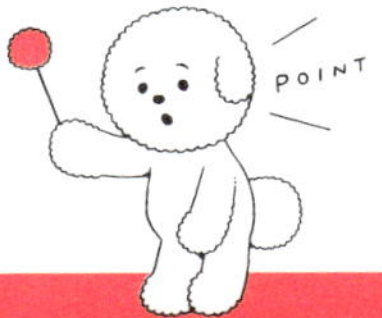

- デスクワークで疲れたときに**頭が冴える**。
- 主原料のカカオには血流をよくする効果が大。
- 鎮静作用があるテオブロミンによって、**副交感神経が活性化**される。イライラ解消や脳の疲労回復にも役立つ。

自律神経

感情コントロール

アンチエイジング

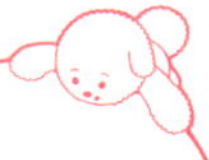

43 ゆっくり話すだけで自律神経は安定する

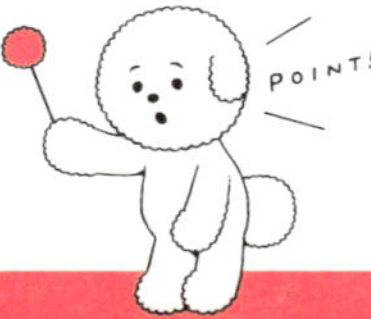

- 心に余裕ができ、**感情のコントロール**ができる。
- 怒りを感じても、あえてゆっくりと話すと冷静になれる。
- 友人や家族、仕事、どんなシーンでも、実践することで**人間関係や物事をスムーズに運ぶ**ことができる。

ゆっくりを心がけよう

緊張やプレッシャーを感じても ゆっくりを意識する

ゆっくりの効果は絶大です。緊張や不安、怒り、ストレスなどの感情はすべてゆっくりとした言い方で軽減することができます。

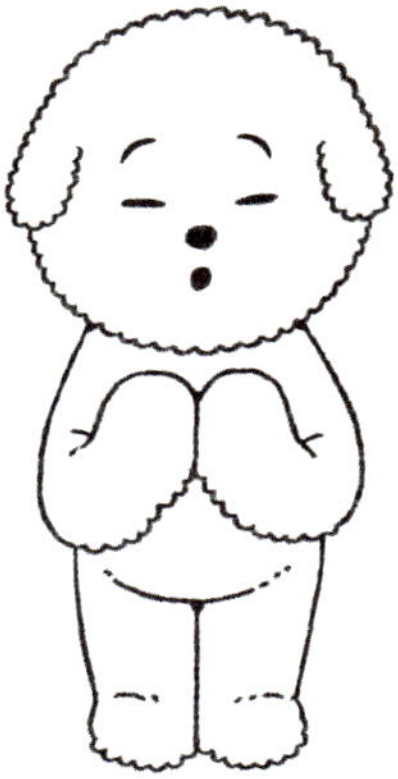

イライラ、ストレスを回避できる誰でもできるシンプルメソッド

大企業のトップや名医と言われる人に早口な人はほとんどいません。ゆっくり、丁寧に話す人ばかりです。それは、早口でまくしたてることによって、まわりのみんなを焦らせ、それがミスにつながることをよくわかっているからです。特に、生命にかかわる医療、手術の現場ではうっかりミスが許されません。どんなに怒りたい、早口でまくしたてたい状況であっても、その気持ちを飲み込みあえてゆっくりと話すのです。そうすることで自分はもちろん、その場にいる全員の自律神経を安定させ、落ち着きをとり戻すことができます。物事をスムーズに進める力ももっています。

自律神経
ストレス緩和
うつ

44 「なんとかなるよ」を口ぐせにする

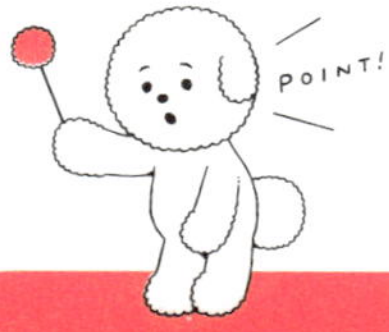

- 張り詰めた緊張感やストレスがすっと抜ける。
- ひとりでがんばりすぎるタイプは心の中で自分に声をかけるとよい。
- 人生を豊かにするためには、がむしゃらながんばりより、気楽さを重視するほうが圧倒的によい。

口ぐせで気分が楽になる

人生を豊かにする魔法の言葉

「なんとかなるさ」「気楽にいこう」「ま、いいか」などの言葉は自分の心を穏やかに整え、エネルギーを蓄えてくれます。

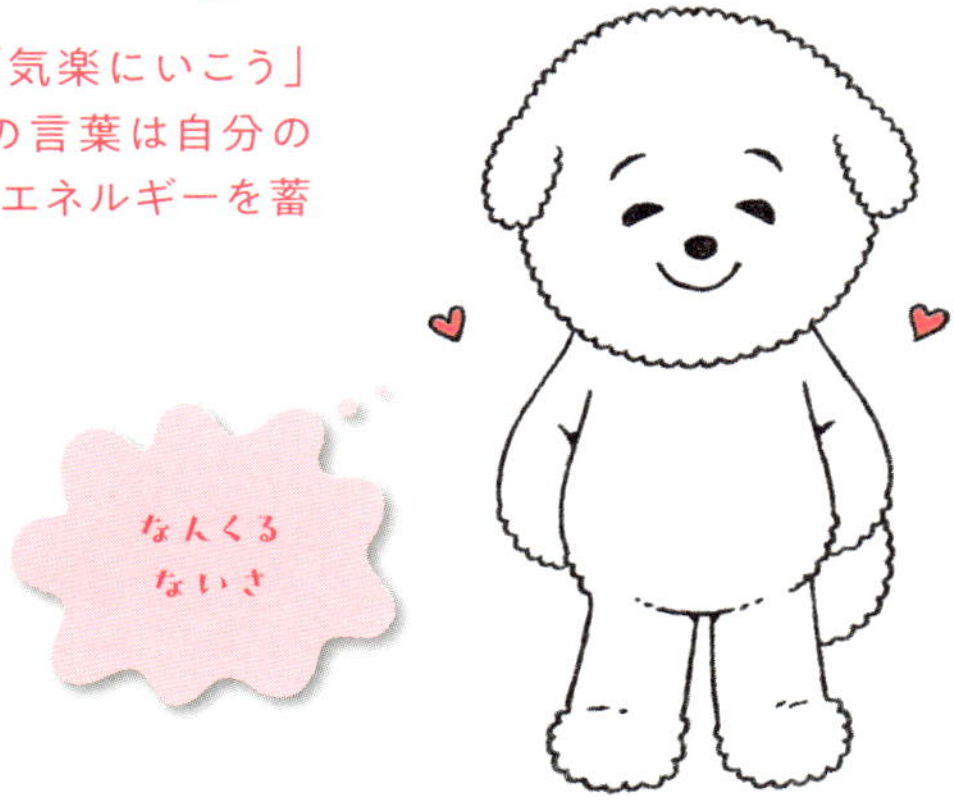

恨みや妬みなどの言葉はパフォーマンスを下げる

私たちの心は、「こんなはずじゃなかったのに」「なんであいつばっかり」など、さまざまな後悔や恨み、妬みにとらわれがちです。これらの感情を口に出すと、それまでは霧のようにつかみどころのなかった不満が、具体的な形になって、体の中にとどまってしまいます。なので、愚痴を言ってなんとなくスッキリしたような気がしても、実は自分自身のパフォーマンスを下げてしまっているのです。もし、予想外のことが起きたり、アンラッキーなことに見舞われたりしても愚痴を言うのではなく、「仕方ない。なんとかなるさ」と気楽に構え、ポジティブな言い方をすることが大切です。

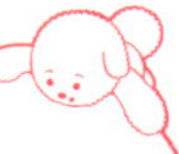

45

ひとり言をつぶやいて ストレスを受け流す

ストレス緩和

感情コントロール

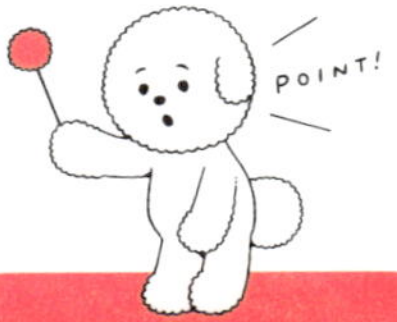

- ストレスをほどよく解放し、**感情をコントロール**できる。
- もうひとりの自分がいて話しかけるイメージでやってみる。
- **自分対自分の対話**を続けることで、前を向いて1秒1秒を大切に過ごせるようになる。

自分で自分に話しかけよう

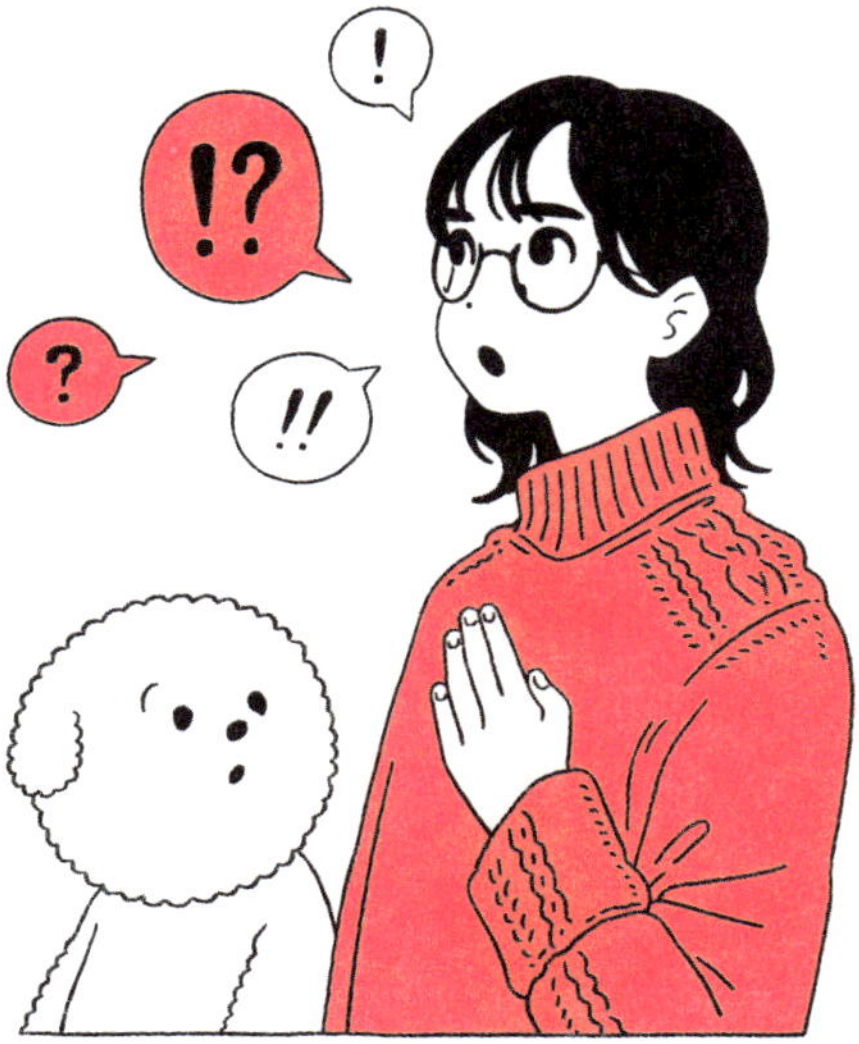
!
!?
?
!!

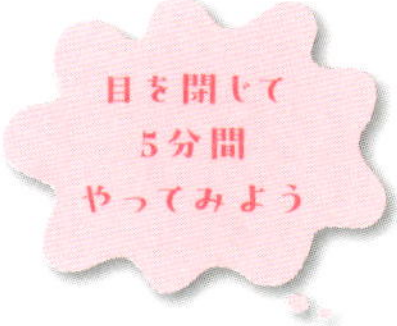
目を閉じて
5分間
やってみよう

さらっと頭の中でやり過ごすのではなく、実際に口に出して対話してみましょう。

事実だけをつぶやいて ストレスを受け流すことが大切

言い方には、「相手が感じるもの」のほかに、「自分が感じるもの」という側面があります。何かを言った瞬間、相手が何かを感じると同時に、自分自身もその言い方によって影響を受けているのです。たとえば、満員電車で足を踏まれた場合、「馬鹿野郎！」と言うのと、「痛かったなぁ」と言うのでは自分に与える影響が変わっていきます。

この例でいくと、前者の場合は、怒りをあらわにしたことでイライラが溢れ出します。いっぽう後者は、痛かった事実だけを口にしているひとり言のようなもの。このようにひとり言をつぶやいて、ストレスを受け流すことはとても大切です。

自律神経　不安解消　感情コントロール　人間関係

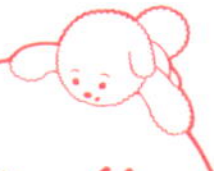

46 「ありがとう」をきちんと口に出して言う

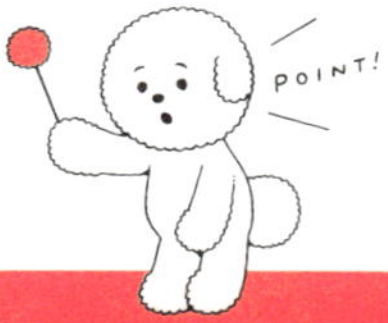

- 意識して「ありがとう」「ごめんね」の言葉を使うことで**自律神経が整う**。
- 最初にこれらの言葉を口にすることによって、次に続く言葉が**自然と穏やかになる**。
- 相手に快く聞き入れられ、**人間関係を円満にする**。

心を込めて「ありがとう」を言おう

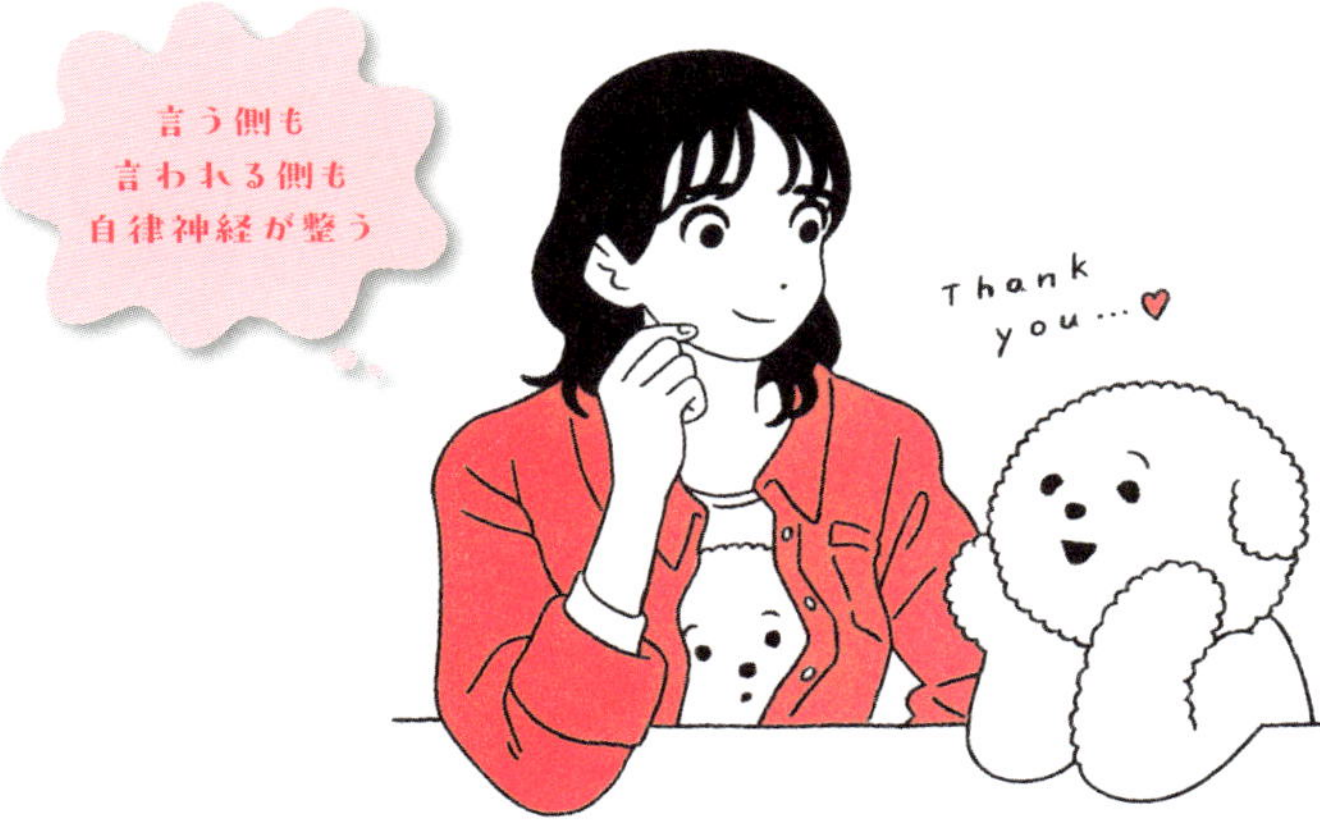
言う側も
言われる側も
自律神経が整う
Thank you…

「生かされている」ということに感謝するのはもとより、自分を支えてくれる人に「ありがとう」と言うことを、決しておろそかにしてはいけません。

笑顔で「ありがとう」と言うとまわりの気持ちも安定する

お店や配達の人に、何かをしてもらったら必ず「ありがとう」と口に出して伝えていますか？　こちらが客なのだからと、してもらって当たり前のように何も言わなかったりすることはありませんか？　まわりの人、それも知人、友人だけでなくたまたまその場に居合わせた人に感謝ができる状態でいられる自分なのかどうかで、今の自分の状態を知ることができます。

「ありがとう」の言葉を言うと、自分もまわりも心が安定します。歳を重ねるほどに頑固になる人もいます。そういう人は、怒りや嫉妬を態度に出し、感謝や譲る心を見せられなくなっているということです。

ストレス緩和

人間関係

47 便利な言葉「了解です」で乗り切る

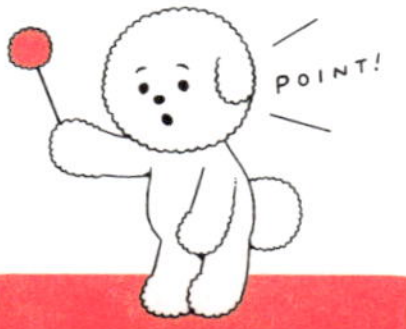

- 自分自身の**迷いを吹っ切る**ことができる。
- 内心、乗り気でなくても、相手には快く引き受けている印象を与えることができる。
- 曖昧な言い方をすると自分自身がストレスを溜めることになる。

48 スマホできれいな写真を撮る

リラックス　不安解消　ストレス緩和

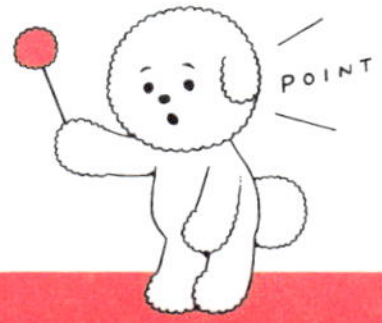

- 何か写真に撮れないかなと探していると、**人生が豊かになる。**
- 写真を撮ること自体がリラックスにつながる。
- 日常をきれいな写真として切りとることで、**心が洗われる。**
- 感覚が研ぎ澄まされ、つねに物事を感覚で捉えられるようになる。

リラックス ストレス緩和 免疫力 うつ 人間関係

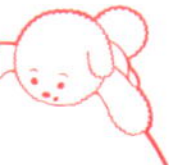

49 作り笑顔でもいいから なるべく笑顔を作る

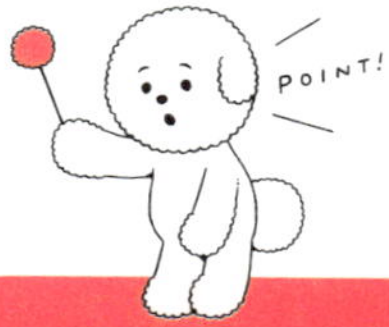

- 幸せホルモン「セロトニン」の分泌を増やす。
- **ストレスを和らげる。**
- 血糖値や血圧を下げたり、弱った免疫力を正常化させる効果も。
- **円満な人間関係**を築く。

にっこり微笑む習慣をつけよう

泣きそうなときも
ひとまず
口角を上げてみます。
それだけで副交感神経が
働き、気持ちが整理
されます。

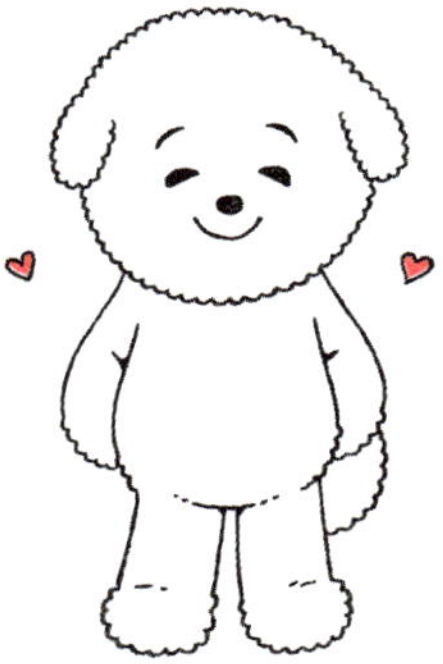

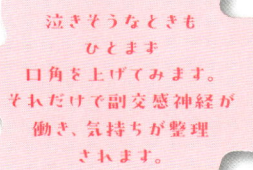

朝、出かける前に鏡を見て笑顔を

最初のうちはうまく笑顔が作れなくても、口角を上げるだけで効果は期待できます。肩の力を抜いて軽い気持ちでトライしてみて。

作り笑いでも笑顔は自律神経と免疫力の強い味方

辛いことや悲しい出来事に見舞われると、人は笑顔を失ってしまいます。そのまま塞ぎ込んでいると、心も体も蝕まれる一方です。そんなときこそ「笑顔」を作りましょう。笑顔が自律神経の乱れを整え、元気をとり戻すきっかけを与えてくれます。とはいえ心から笑顔になる必要はありません。作り笑いでも十分です。

口角が上がると顔の筋肉の緊張がほぐれ、血液や神経の流れが改善されます。笑顔には自然と心身をリラックスさせる効果があるのです。また、最近の研究では免疫力アップにつながることも明らかになってきました。ぜひ笑顔を意識しましょう。

老化　ストレス緩和　血流改善　ホルモンバランス

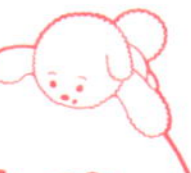

50 「怒ることは自律神経に悪い」と心得る

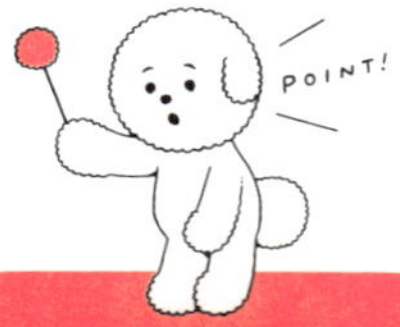

- 怒りは百害あって一利なし。
- 怒っている人の内部では、自律神経の乱れで**血管がどんどん損傷を受け、老化のスピードが猛烈に加速**している。
- 周囲に怒らず、自分でなんとかしようとするとストレスは消える。

怒りは自律神経のバランスを崩す

怒りでパニック　　　　落ち着いて対処

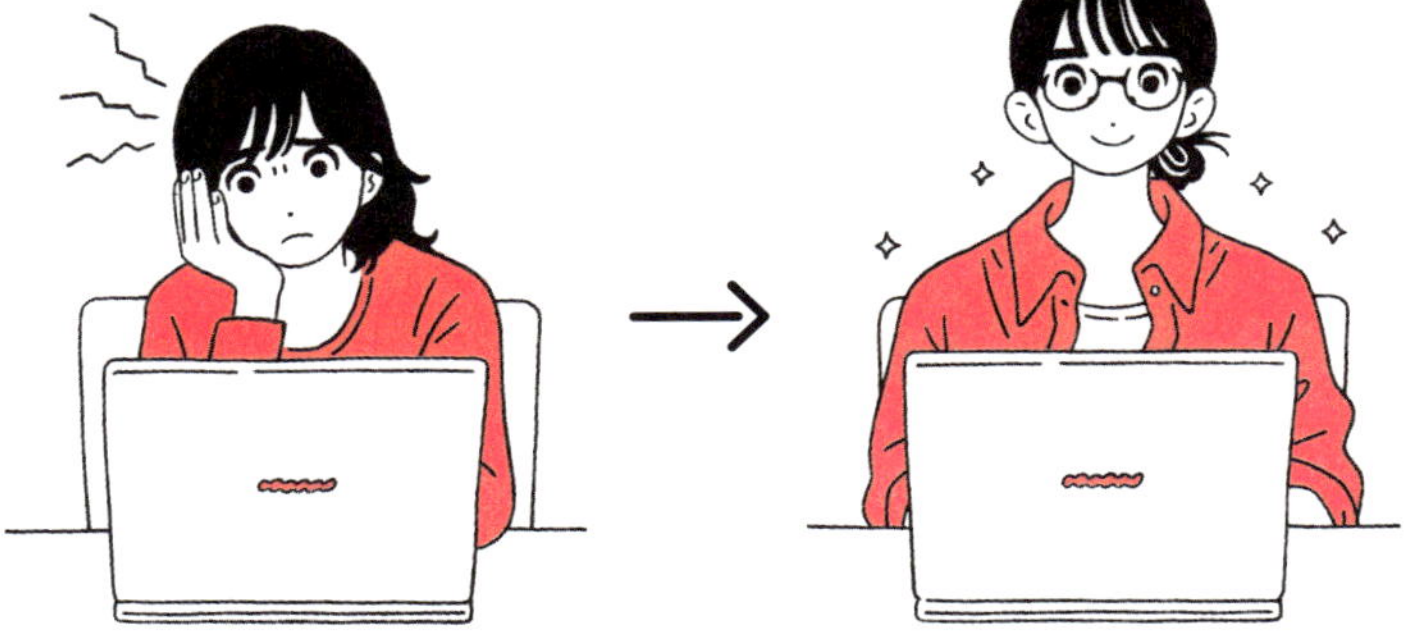

怒っている空気感は周囲にも伝染してしまいます。自分で怒りの原因をなんとかしようと意識することで怒りは収まります。

怒れば怒るほど血液はドロドロになる

笑顔（108ページ）が副交感神経を上げ、自律神経のバランスを整える体にいい習慣だとすると、反対に交感神経を過剰に高め、自律神経のバランスを崩してしまう最悪の習慣が「怒り」です。

自分が怒っているとき、体の中でどのようなことが起きているかご存じでしょうか？　怒りによって血管が収縮するので、血液がドロドロに汚れていくのです。血液が汚れると末梢血管の血流が悪くなります。

これだけでも十分体に悪いのですが、ほかにもダメージがあります。それはホルモン調整機能が低下してしまうこと。過度に進むと脳にも障害を起こしかねません。

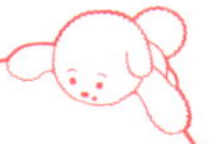

51
嫌なら断る、嫌なら離れる

自律神経　ストレス緩和　イライラ防止　人間関係

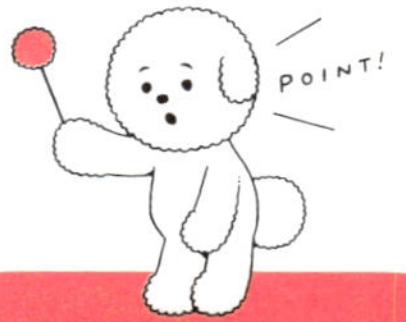

- 嫌な気分のままだと、交感神経が過度に働いて血管が収縮し、心拍数、血圧ともに上昇する。
- **「迷ったら断る」**と決めておくとスムーズ。
- 万人に好かれようというのは不可能。誰かに嫌われたと思ったら、迷わずその場から離れる。

嫌な気分は引きずらないこと

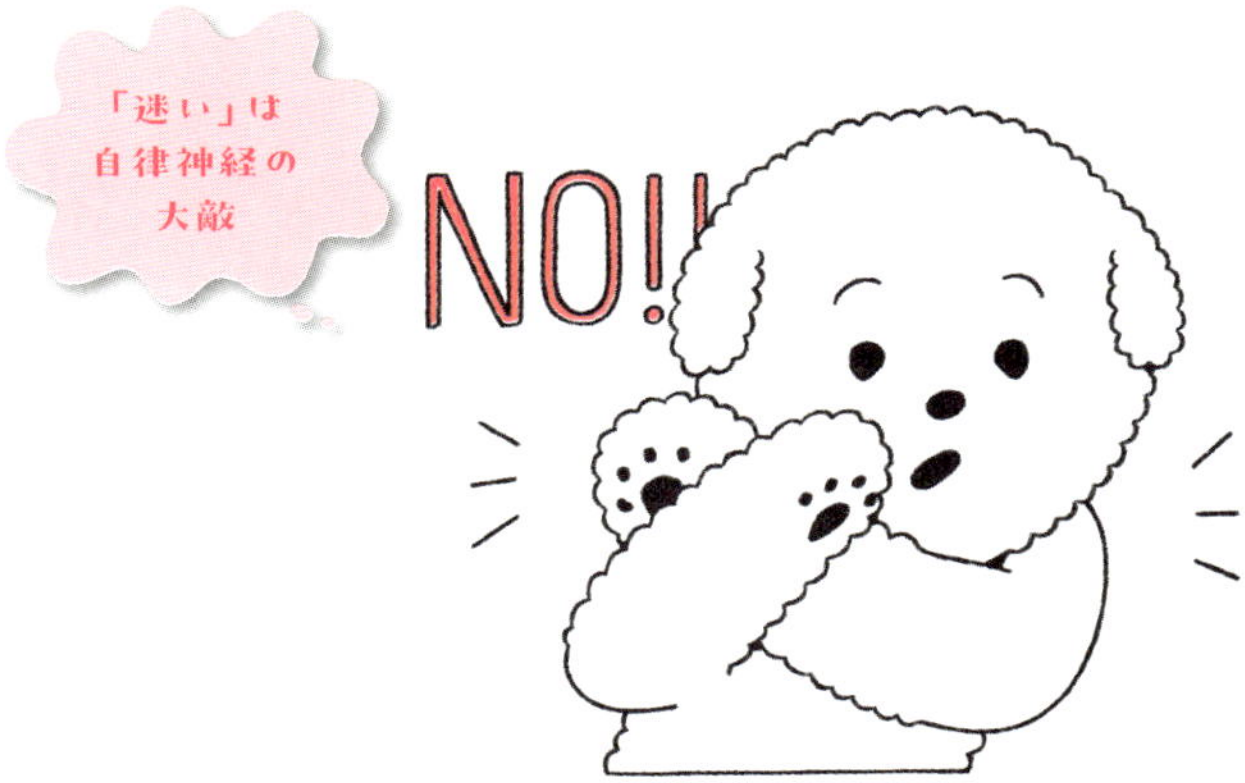
「迷い」は
自律神経の
大敵
NO!!

いい人になろうとすれば、無理がたたって心身の健康を害することになります。迷ったら断っていいのです。

人付き合いで無理をしなければ悩みやストレスは減らせる

悩みやストレスのほとんどは、人間関係から生まれます。たとえば、職場の飲み会に参加しようか、やめようかと迷っているときは、交感神経が過度に働いています。さらに何日も迷うと血流も悪くなります。このようにネガティブな感情は自律神経を乱し、心身に悪影響を及ぼすのです。

「迷ったら、自分に無理のないほう」を選ぶようにしましょう。実際は、断る側はハラハラしていても、断られたほうはなんとも思わないものです。いい人になろうと、無理をして病気になった人は多数います。健康は自分でしか守れません。嫌なことがあれば迷わず距離をおいていいのです。

自律神経　感情コントロール　平常心　人間関係

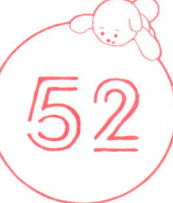

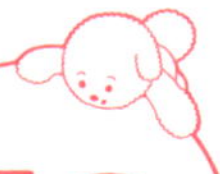

52 「見ざる・言わざる・聞かざる」でやりきる

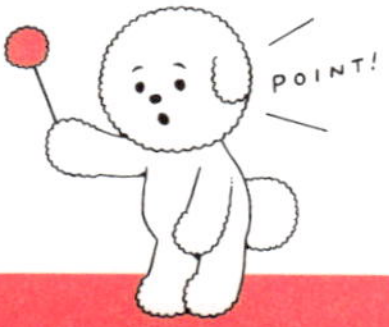

- 3つを実践すると心の乱れを防ぐことができる。
- 余計なものは見ないと決めると**他人の言動**が気にならなくなる。
- **人の批判やネガティブな話**には耳を貸さない。
- 怒りをグッとこらえて、言わないでいると冷静さをとり戻せる。

悪口や批判、不満は言わないこと

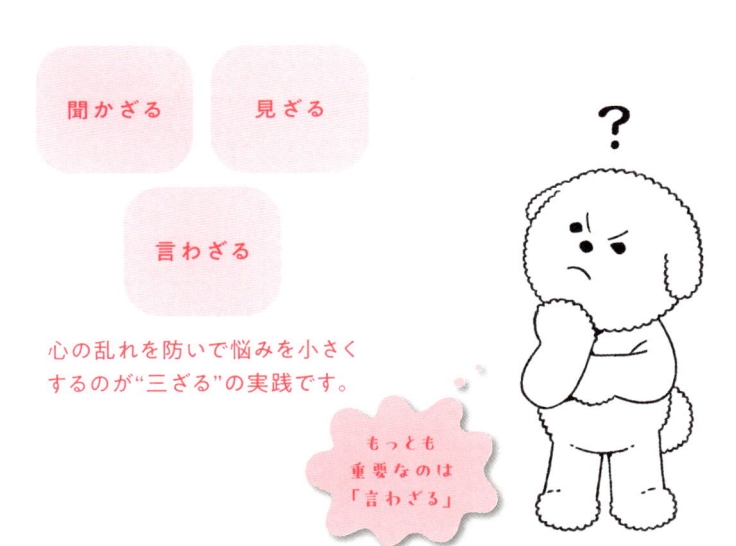

聞かざる

見ざる

言わざる

心の乱れを防いで悩みを小さくするのが“三ざる”の実践です。

もっとも重要なのは「言わざる」

“三ざる”のうちもっとも重要なのが「言わざる」です

「怒りはため込まず、吐き出したほうがいい」というのは、医学的には違います。交感神経は、怒りを吐き出した直後から3～4時間ほど緊張し続け、その間、血流は滞り、全身の細胞が酸素不足に陥ります。怒りを吐き出してスッキリしても、時間が経てば後味が悪くなって落ち込みます。

「沈黙は金」という通り、込み上げてきた怒りはグッとこらえるのが正解です。誰が見ても相手に問題がある場合は、いったん冷静になってから穏やかに間違いを指摘しましょう。また、怒りや不満で感情が爆発しそうになったら、自分の心に向き合って、行動を顧みることが大切です。

自律神経 / 不安解消 / 疲労回復 / 感情コントロール / 人間関係

53

焦ったときほどゆっくり動く

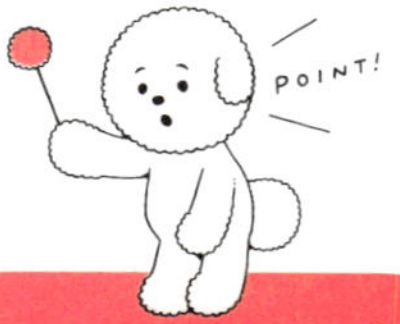

- さまざまな行動をゆっくり確実に行うと、日常的に**呼吸が深くなり自律神経が整う。**
- ゆっくりと落ち着くと周囲の人は聞く耳をもってくれる。
- **ゆっくり淡々と**しゃべると説得力が増す。

どんな動作もゆっくりを心がける

急ぐと副交感神経が下がる

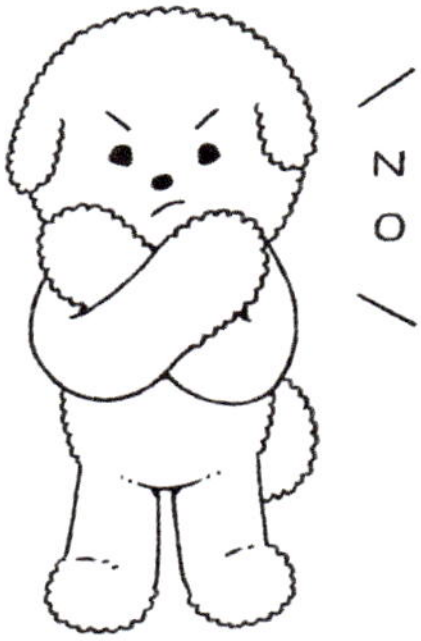

ゆっくり歩くと副交感神経が上がる

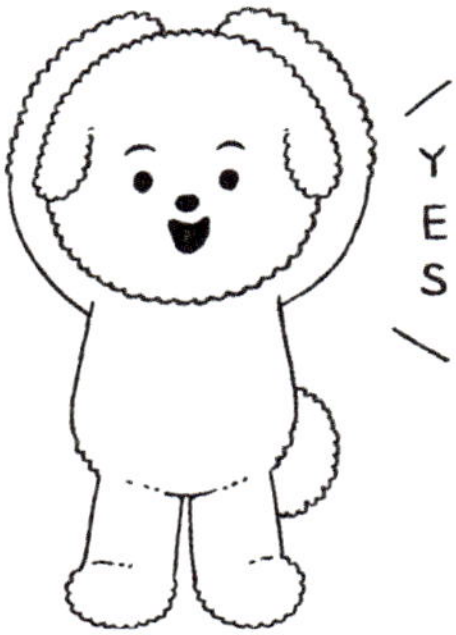

健康な人生を生き、自分の能力を最大限に発揮するためには、副交感神経を高い状態に保つことがキーワード。焦りは禁物です。

ゆっくりを心がけて、一生ものの健康を手に入れる

生活の中に交感神経と副交感神経のバランスを整える習慣をとり入れることで、心身は見違えるほどよいコンディションを保てます。また、その素晴らしい力を人生において活用することができます。

ただし、現代人の多くは交感神経が高めで、副交感神経が下がったままの状態で生活しています。ではどうすれば副交感神経を高くすることができるのでしょう。それには、「ゆっくり」がポイントなのです。ゆっくりとした動作や呼吸、言動を心がけるだけで副交感神経の低下を防ぐことができます。そうしてバランスが整えば、体の免疫力も自然と上がっていきます。

54

いろんなことに手を出さず目の前のことを1つずつ行う

焦り防止

パニック防止

平常心

仕事効率化

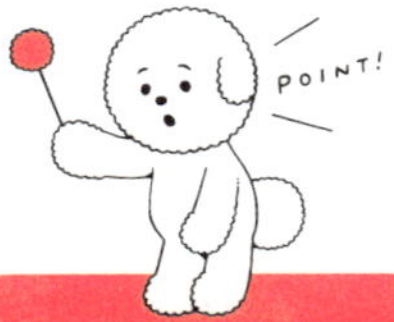

- やるべきことがたくさんあると焦ってしまい自律神経が乱れる。その結果、体や心のダメージとして積み重なる。
- **パニックにならず**に落ち着いて物事に対処できる。
- 1つずつ対処すると、自信と**達成感が芽生える。**

やるべきことは1つずつ片付ける

頭の中がパニック!

仕事でもプライベートでも、やるべきことを「あれもこれも」と焦って考えてしまうと、自律神経が乱れてしまいます。今やるべきことに集中しましょう。

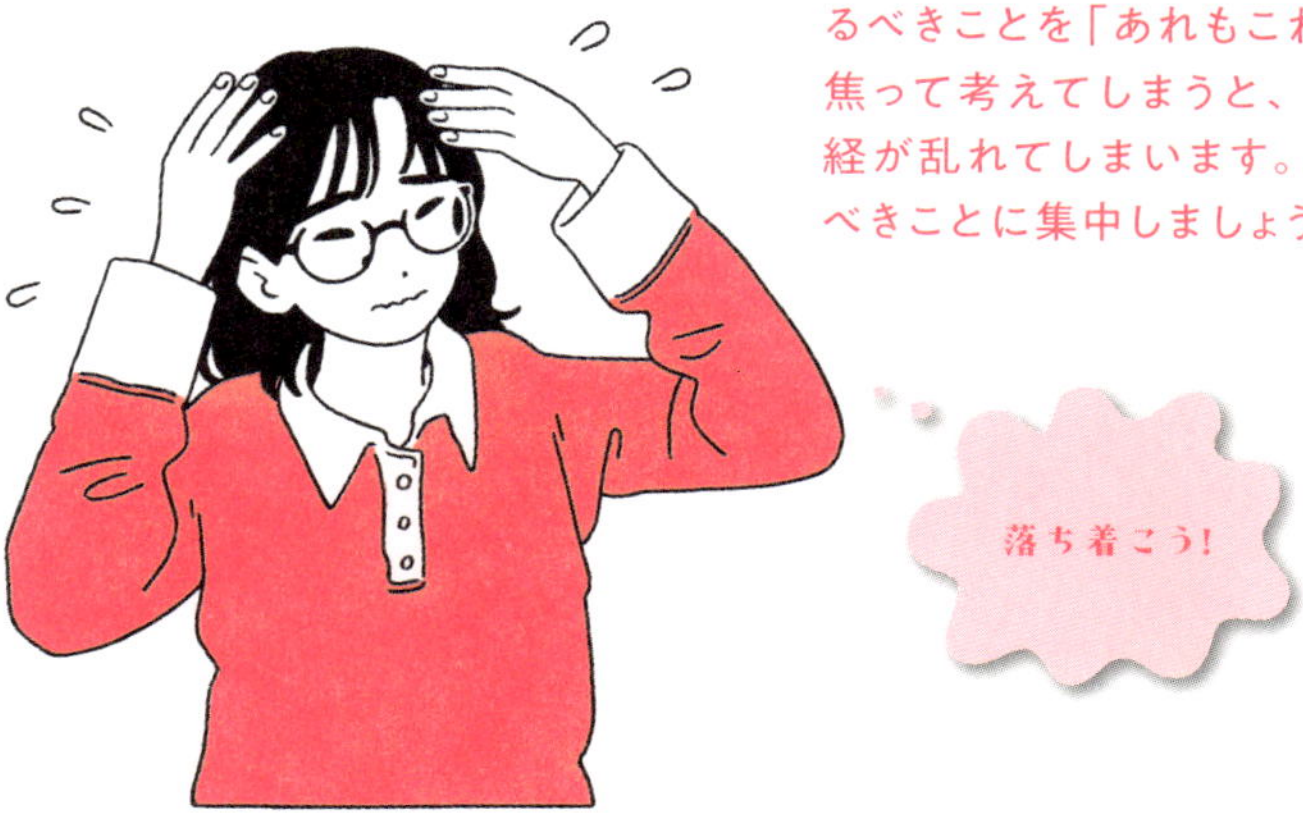

パニックになりそうになったら、やるべき作業の見直しが必要!

やるべきことがたくさんあると、「あれもこれも」と焦って考えてしまいがち。そうした事態を避けるには、やるべき作業の見直しが必要です。「今」最優先すべきことに集中し、1つずつ片付けていくのです。

具体的にはまず、今日自分で「やろう!」と決めたことを書き出すことから始めます。複数ある場合は思いつくままにリストアップし、優先順位をつけていきます。リストアップする項目は小さなことでもかまいません。重要なのは、決めた順番のとおりに集中して作業を行い、1つずつ確実に処理していくことです。リストをやり遂げるにつれて、達成感が芽生えていきます。

緊張緩和

イライラ防止

自律神経

腸内環境

血流アップ

55

いつでもどこでも こまめに水を飲む

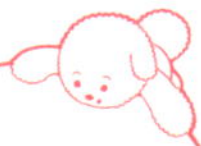

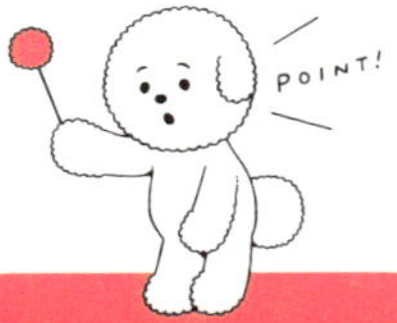

- 緊張やイライラしたときに**水をひと口**飲むと落ち着く。
- 自律神経や腸内環境を整えるには、1日のうちでこまめに飲むこと。
- **腸内環境**が整うと、見違えるほど見た目がすっきりと整う。

まとめて飲まず、こまめに

バッグの中や仕事のデスクの上にも、必ず水を置いておきましょう。そして、気がついたときに必ずひと口飲むという習慣をつけます。

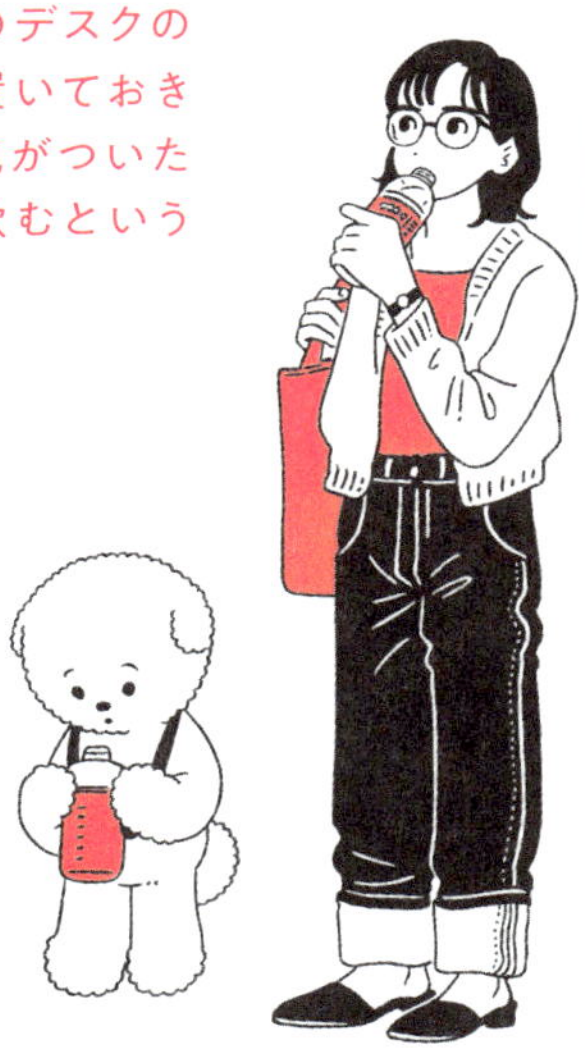
移動中に
ひと口飲む
いつでも飲める
ようにカバンに

1日をかけてこまめに飲むことが健康の秘訣

私たちの体は約60%が水でできています。そして、食事や飲みものから水分を摂取する一方、1日におよそ2リットルの水分を尿や汗として排出しています。つまり、毎日2リットルほどの水分が体を循環しているのです。もし、便秘やカチカチに硬い便の人は、水分摂取が少ない傾向があるので、意識して水分をとりましょう。

メリットはそれだけではありません。腸の健康を左右する自律神経は、「水を飲むこと」で効果的に整えられるのです。飲み方のポイントは「できるだけこまめに」。これを習慣にすれば、自律神経のバランスや腸の働き、血液循環が整いやすくなります。

56

大きくため息をつく

自律神経　緊張緩和　不安解消　血流改善

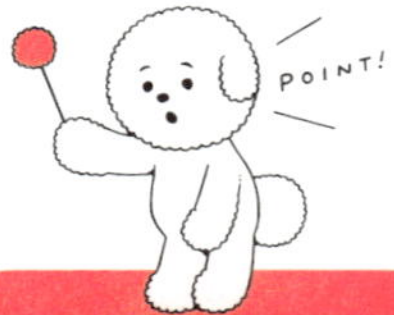

- ゆっくり長く息を吐くことによって心と**体をリセット**できる。
- 緊張でこわばった体をほぐしてくれる。
- 酸素の供給量が増え、**滞っていた血流**をよくする。
- ため息を我慢すると頭痛や肩こりなど肉体的な不調につながる。

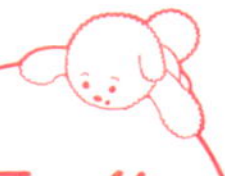

ため息は体にとって必要なもの

大きく ため息をつこう

ため息をつきたいのに我慢すると、体内の酸素が不足した状態が続いてしまいます。そうなると、手や足の細胞や、脳、臓器などに酸素が行き渡らず、ますます血流が悪くなります。

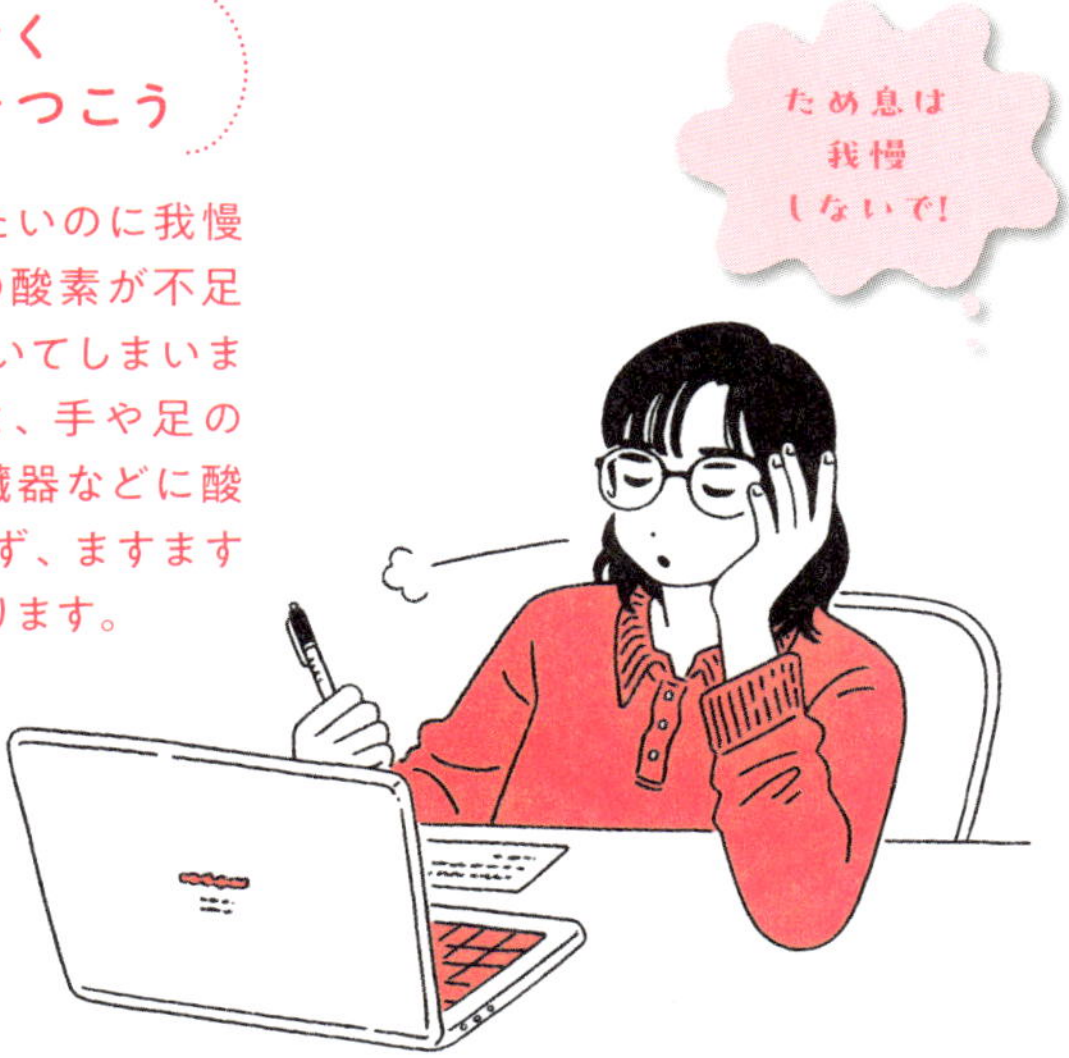

ため息は体をリカバーする大切な自浄作用をもっています

「ため息をつくと幸せが逃げる」という言葉があるように、一般的にはネガティブな印象があります。しかし、自律神経の面からみると、ため息は体にとてもいいのです。ため息が出るときは、心配ごとや悩みごとを抱えているときです。そのとき体は緊張でこわばっています。そこで「ふぅ〜」とゆっくり長く息を吐くことで浅くなった呼吸が深くなります。

反対に、ため息を我慢すると、頭痛や肩こりなど肉体的な不調につながる可能性も高まります。仕事や人間関係などでため息をつきたくなったら、体をリセットするチャンス。思う存分息を吐きましょう。

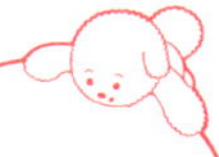

57

タッピングをしてリラックスする

リラックス / 腸内環境 / ストレス緩和 / 快眠効果 / 便秘

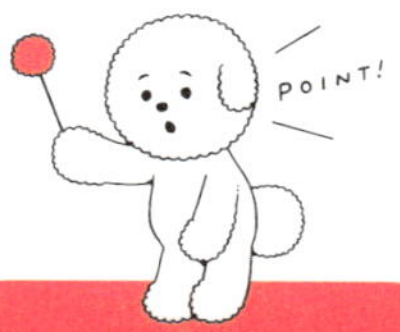

- 頭皮や顔にある**自律神経のバランスを整えるツボ**に軽い刺激を与えると、リラックスして腸の働きもよくなる。
- 食後に行うと消化がスムーズになり、仕事の合間に行えば**気持ちの切り替え**に最適。就寝前には快眠効果も。
- 便秘のときに便座に座って行うのもおすすめ。

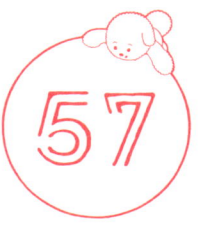

タッピングで副交感神経が高まり さまざまな効果を発揮する

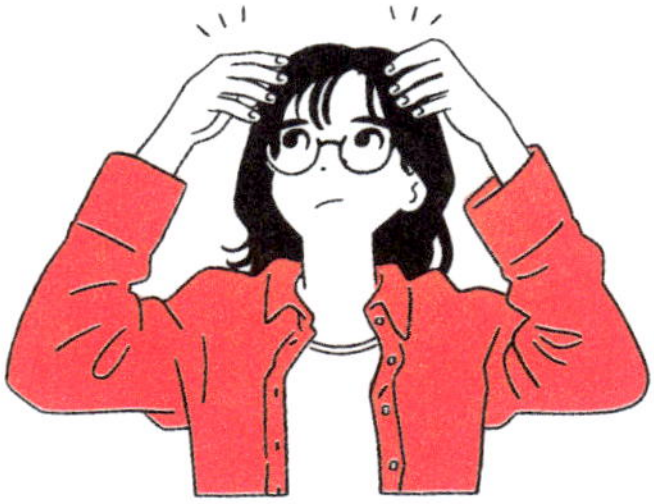

1 頭のタッピング

両手の3本指（人差し指、中指、薬指）を中心に使い、頭を前から後ろへ、側頭部を上から下へ、軽くたたきます。

2 顔のタッピング

頭と同じように両手の3本の指で、額→眉間→眉→目のまわり→鼻の下→あごの順にトントンと軽くたたきます。

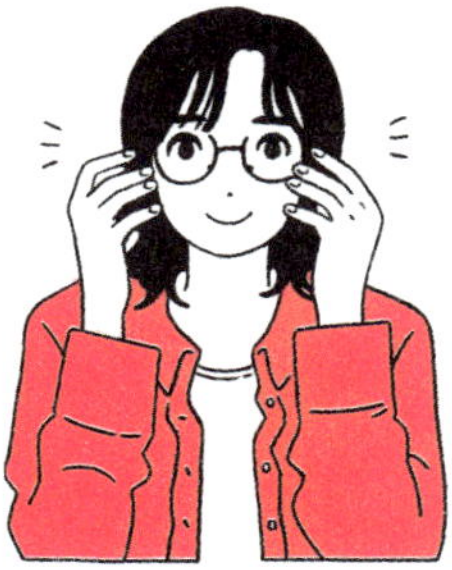

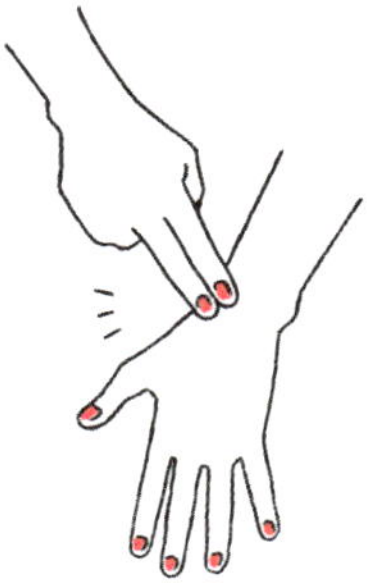

3 手首のタッピング

手首の上、指3本ぐらいのところに副交感神経を上げるツボがあります。イライラしたときなどに軽くタッピングを。

タッピングとは、手の指の腹で頭皮や顔をトントンと叩く方法です。タッピングによって筋肉や血管を刺激することで、血流が促されます。すると、副交感神経が優位になり、イライラが静まって気持ちが明るくなります。ポイントは、「皮膚に触れるか触れないか」というくらい、軽い力で行うことです。強く叩くと交感神経が高まるため、逆効果です。

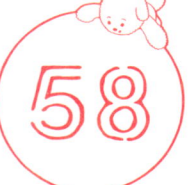

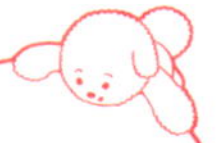

58

靴下・ストールでこまめに温度調節をする

冷え　代謝改善　免疫力　血流アップ

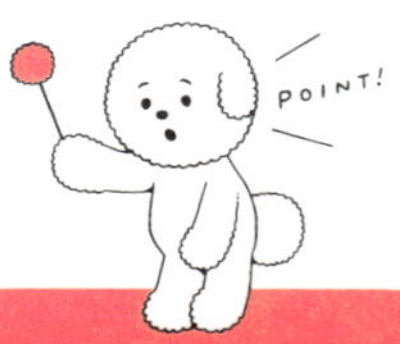

- 冷え性の人は自律神経の働きそのものが低下している。
- 冷えが進行すると、深部体温が下がり、**低体温症**に。
- 深部体温が下がると、内臓の働きが悪くなり、全身の**新陳代謝も低下していき、免疫力も下がってしまう。**

服装で体を冷やさない工夫をする

温度調節できるものを会社にも常備

ストールなどの羽織ものや靴下など、手軽に体を温められるものを常備し、いつでもさっと使えるようにしておきましょう。

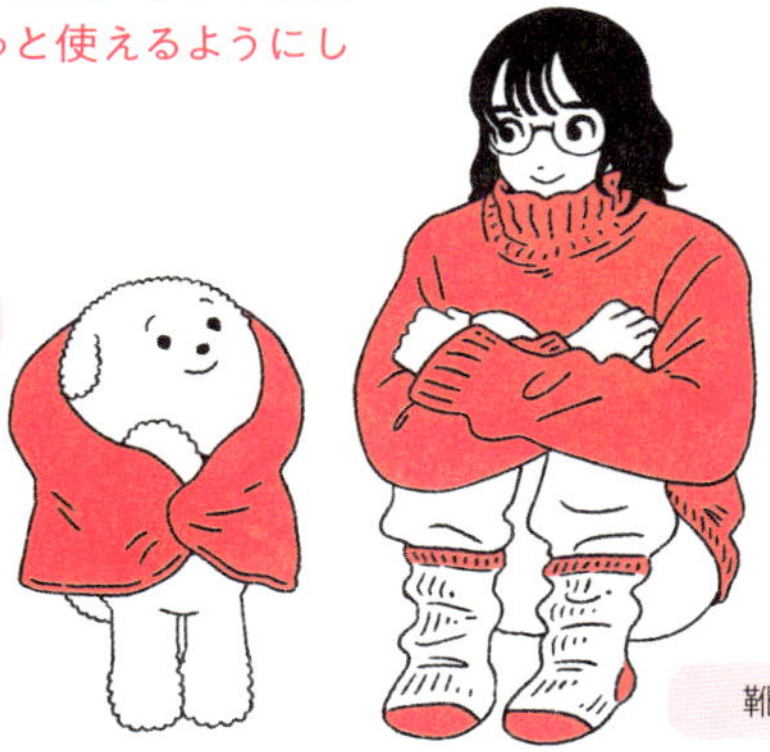

自律神経だけでなく体の各機能を守るために

オフィスで座りっぱなしでいると血行が悪くなり、体が冷えてしまいます。そもそも、自律神経は交感神経と副交感神経が交互にリズムよく働くことが大事です。すると、血が体のすみずみまで巡り、毛細血管まで栄養を届けます。そのリズムが乱れると、不調を引き起こします。

冷え性になりがちな女性だけでなく、男性も気づかないうちに冷えている可能性が高いのです。気をつけるべきは冬よりも夏。冷房の効いた空間で過ごすことが多いので体は思った以上に冷えています。靴下や上着、ストールなど、こまめに温度調節できるものを仕事場に常備しておきましょう。

PART
3

夜

18:00 ～ 24:00

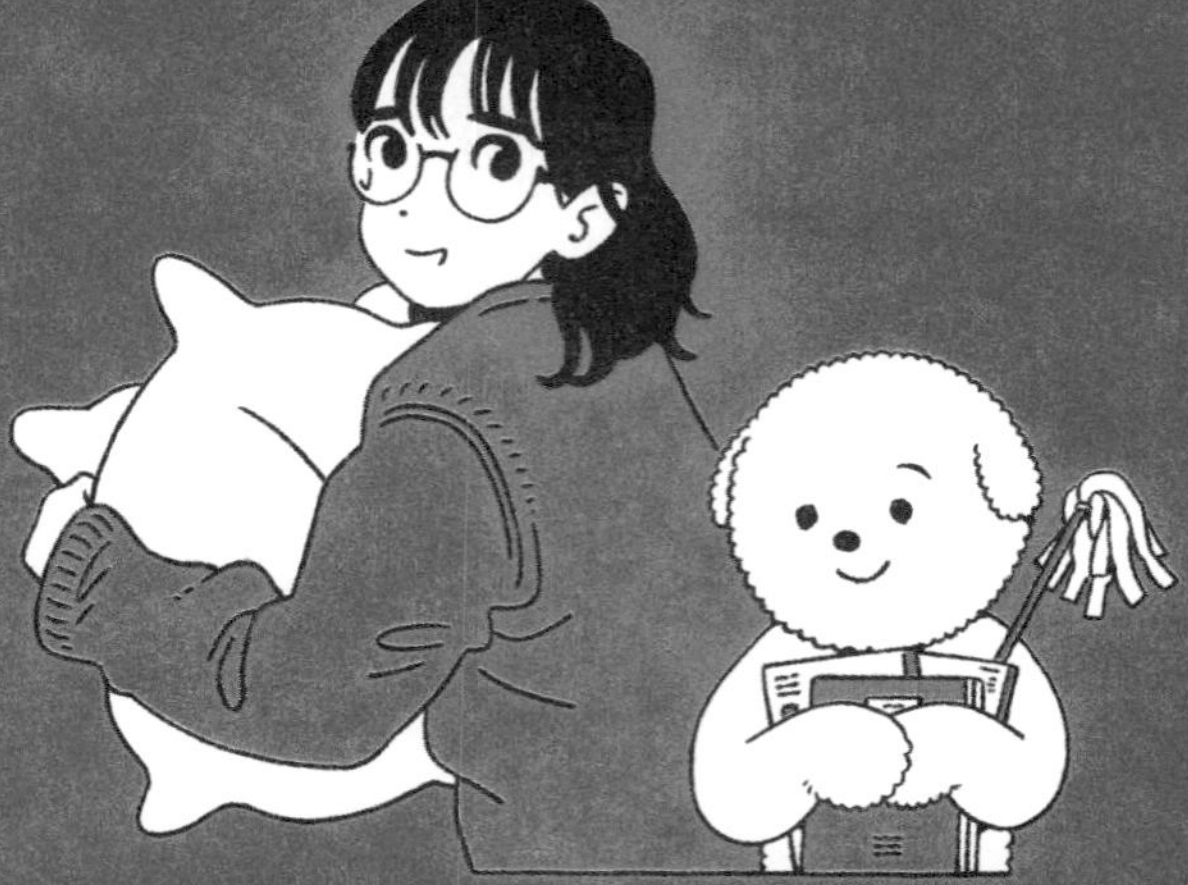

その日1日の
ココロとカラダの疲れを
とりのぞく27の習慣

1日の仕事や家事を終えて
クタクタになりがちな夜の時間帯は、
カラダをリラックスさせて副交感神経を優位にさせ、
しっかり休みたいものです。
夜の時間帯に何をするかどう過ごすかが、
メンタルに大いにかかわってきます。
ゆったりとした部屋着で好きな音楽を聴いたり、
アロマを焚いたり、本を読んだり、ボーッとしたり、
日記をつけたり、ぜひ自分のココロとカラダを
大切にする習慣を1つでも身につけてみてください。

自律神経　血流アップ　腸内環境　便秘　むくみ　不眠　疲労回復　肥満　ダイエット

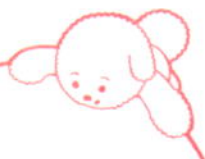

59 夕食は寝る3時間前までになるべくすませる

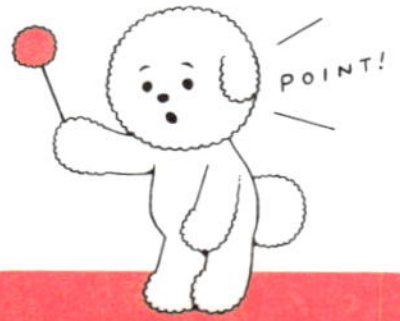

- 夕食後すぐに寝てしまうと眠りが浅くなり、翌朝は胃が重く疲れた状態で1日を始めることになるので要注意。
- 午後10時～午前2時＝**「腸のゴールデンタイム」**。副交感神経が優位になり、腸が食べものを消化する大事な時間。
- 就寝前にゆったり過ごすことで、体がオンからオフに切り替わり、**睡眠の準備が整っていく。**

就寝前の3時間をゆったり過ごし質のいい睡眠を手に入れる

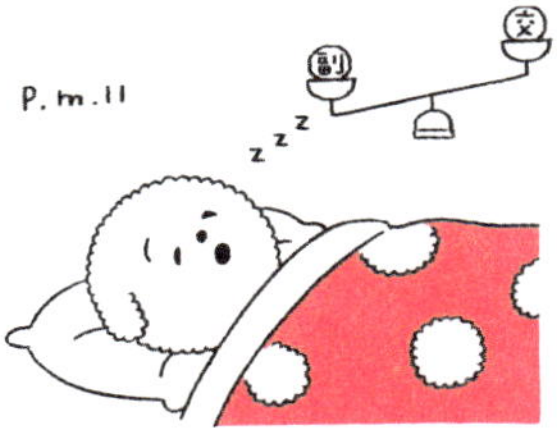

副交感神経優位で就寝

夕食を食べ終える

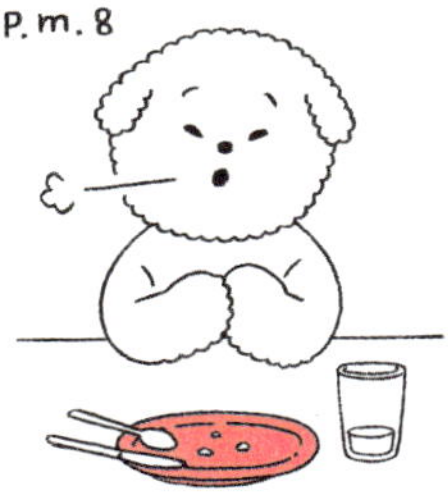

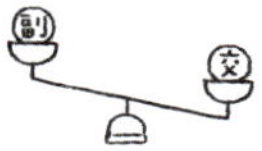

腸のゴールデンタイムで副交感神経を優位に

食事を終えると腸が働き始めて副交感神経が優位になっていき、自律神経のバランスは「お休みモード」へ。この切り替えが食後の3時間で行われます。就寝前にリラックスタイムを作り入浴も余裕をもってできると、疲れが残らない質のいい睡眠をとることができます。

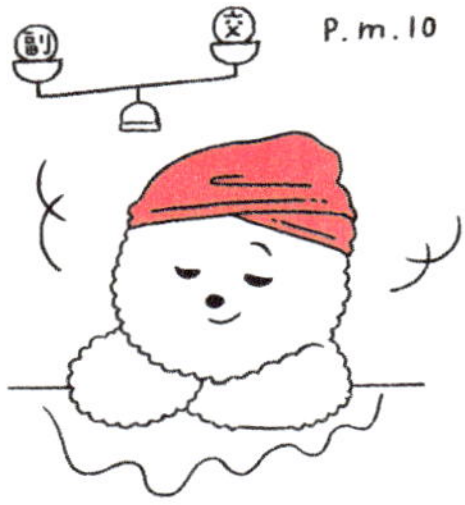

ゆっくり湯船に浸かる

リラックスタイム

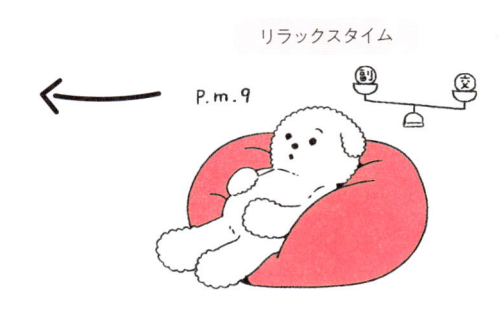

自律神経
血流アップ
腸内環境
便秘
むくみ
肥満
ダイエット

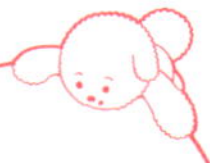

60
食前にまず水を飲み、次に野菜から食べる

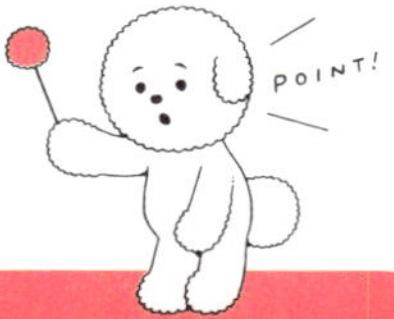

- 食前のコップ1杯の水が「食べたい！」という興奮を抑えてくれる。
- 水の効果で消化・吸収のクオリティも格段にアップ！きれいな血液が全身をスムーズに循環する。
- 咀嚼が必要な生野菜から食べると「ゆっくり、よく噛む」食べ方に。

食べる順番で自律神経を整える

1　水を飲む

必ず食前にコップ1杯の水を飲むこと。これだけで自律神経を整える夕食に。

2　野菜を食べる

サラダなどの生野菜から食べましょう。よく噛むことでペースがゆっくりに。

3　主菜・主食を食べる

次に主菜、最後に主食を。こちらもひと口ずつよく噛んで味わうことが大事。

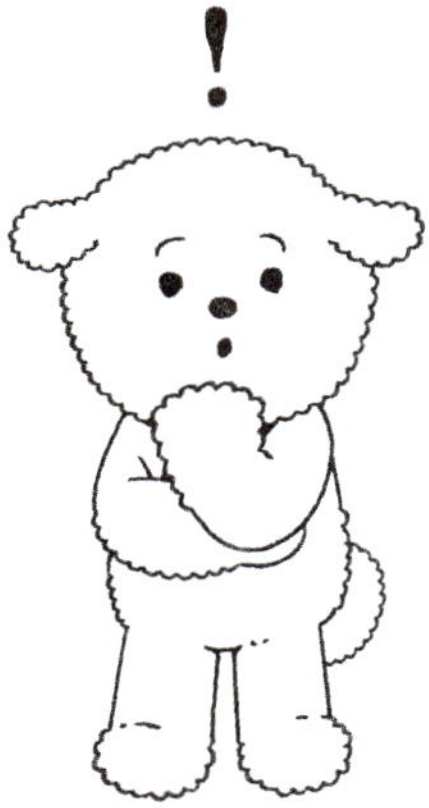

食べる順番を意識した疲れない食べ方を習慣に

夕食は1日の食事の中のメインイベント。「ゆっくり、よく噛む」ことが大事ですが、食べ始めるとつい早食いになってしまう人は食前に水を飲むのがおすすめです。

夕食前にコップ1杯の水を飲むと胃腸が動き出し、副交感神経が活発化して交感神経の興奮を抑えてくれます。水の効果で腸内環境がよくなり、副交感神経の働きも上がって、自律神経が整います。

次に口にするのは野菜。なかでも生野菜は噛む回数が多くなるので、自然にゆっくりと食べることができます。しかも低カロリー&低糖質。血糖値の急上昇も抑えられ、肥満防止にも役立ちます。

自律神経
腸内環境
冷え
疲労回復
ストレス緩和

61 夕食はなるべく温かいものをとる

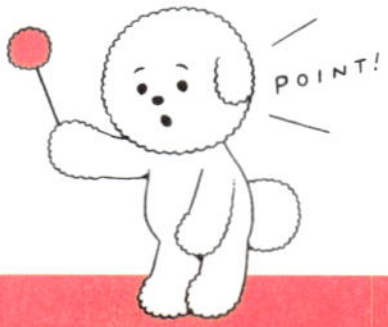

- 温かいもので心がほっこり。**疲れが癒される。**
- 温かい料理や飲みものをとると、**副交感神経が活発化。**
- 冷たいものを口にするときは、酸味か良質な油をちょい足し。

元気をとり戻す温かい夕食を習慣化

基本は温かい料理と飲みものを。冷たいものには酸味やオイルをプラス

基本は温かい料理と飲みものをとるのがベスト。冷たい麺類が食べたいときは酢やすだち、梅干しなどの酸味やごま油やオリーブ油などの良質なオイルを、冷たい飲みものにはレモンを。それぞれ足すだけで自律神経が整います。

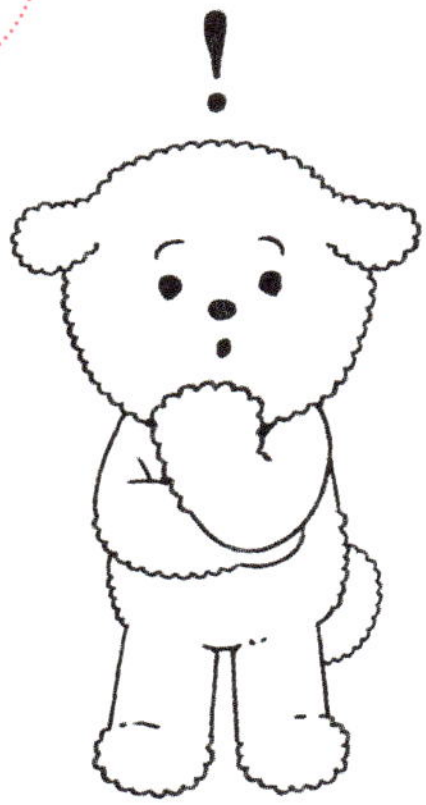

気持ちを落ち着かせて自律神経のバランスを整える

仕事で疲れたりストレスを感じたときこそ、みそ汁や熱々のおかずなど、温かい料理をとると、気分が落ち着いて元気になるものです。胃腸の血流を促し、副交感神経の働きを高め、乱れた自律神経のバランスを整えてくれるので、特に1日を締めくくる夕食では冷たいものを避けましょう。

とはいえ、夏の暑い日など温かいものを受けつけないときは、冷たいものに酸味や良質な油のちょい足しを。酢やレモンなどの酸味をとると、胃腸が排泄反射を起こして副交感神経が活発化します。またオリーブ油など良質な油は、便通をよくして副交感神経の働きを高めます。

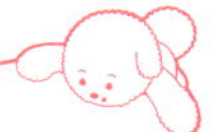

62

よく噛んで食べるだけでカロリーオフになる

血流アップ
腸内環境
便秘
肥満
疲労回復
脳活性化

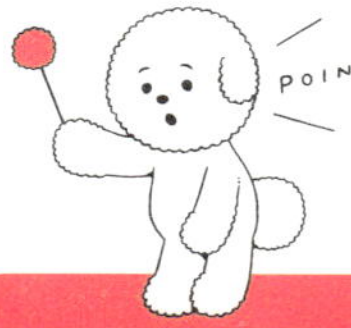

- よく噛むことで満腹感を得やすくなる。
- 噛めば噛むほど、表情筋がゆるんで副交感神経の働きを高める。
- 腸内環境が整い、消化・吸収がスムーズになって便秘改善にも。
- 肝臓の機能が高まって代謝アップ。太りにくく疲れにくい体に。

早食いの人はドカ食いして太る！

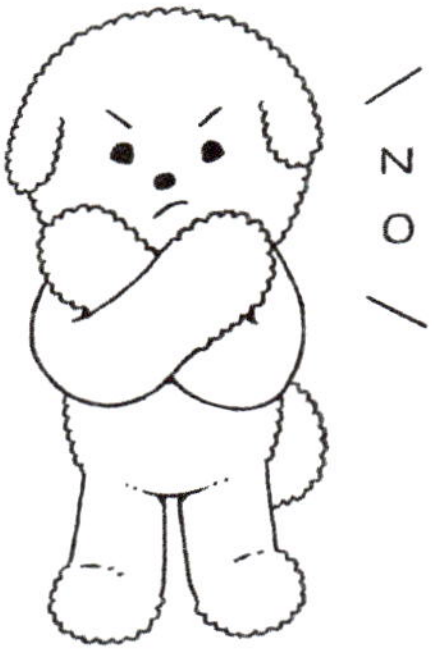
NO

早食いは食べすぎの元

早食いすると脳の満腹中枢が察知する前に、ついつい食べすぎてしまう。

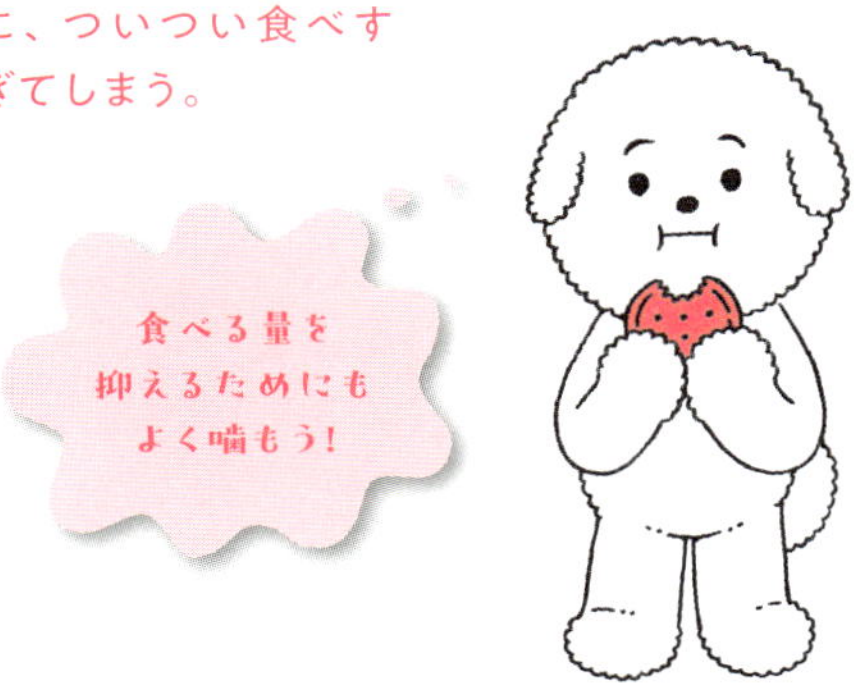
食べる量を抑えるためにもよく噛もう！

ゆっくりよく噛んで食べると心身のパフォーマンスも変わる

よく噛まずに早食いすると、なかなか満腹感を得られずドカ食いの原因に。また、ガツガツと食べることで交感神経が過剰に上がり、副交感神経の働きが低下してしまいます。すると、腸の動きが鈍くなり、肥満・メタボにつながります。

ゆっくりよく噛んで食べるだけで、副交感神経の働きを高め、腸内環境が整って代謝も上がり、太りにくい体に変わります。さらに、ストレスからの暴飲暴食も防げて、自律神経が高いレベルで安定し、心身のパフォーマンスもアップ。よく噛む＝咀嚼は、脳を活性化する働きもあるので、脳活にもピッタリです。

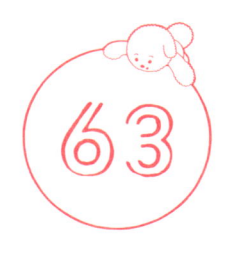

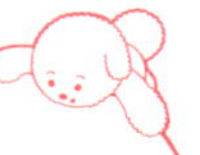

63

自律神経
血流アップ
腸内環境
便秘
むくみ
肥満
生活習慣病

主食はなるべく「白いもの」より「黒いもの」を選ぶ

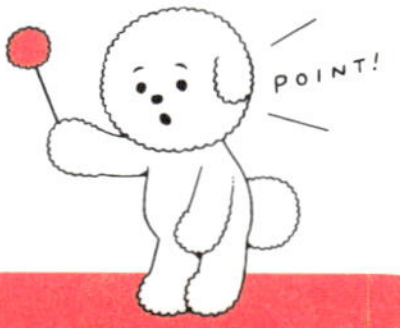

- 「白いもの」より**「黒いもの」**のほうが食物繊維が豊富。置き換えるだけで、食物繊維の摂取量を劇的に増やせる。
- 食物繊維の働きで便秘解消。**溜め込まない体に変わる。**
- 生活習慣病の予防にも効果的！

主食を黒いものに置き換えるだけ！

手軽に効率よく食物繊維を摂取する

食物繊維は肉や魚には少ないため、食の欧米化により現代人は不足しがち。だからこそ主食で摂取量を増やしましょう。

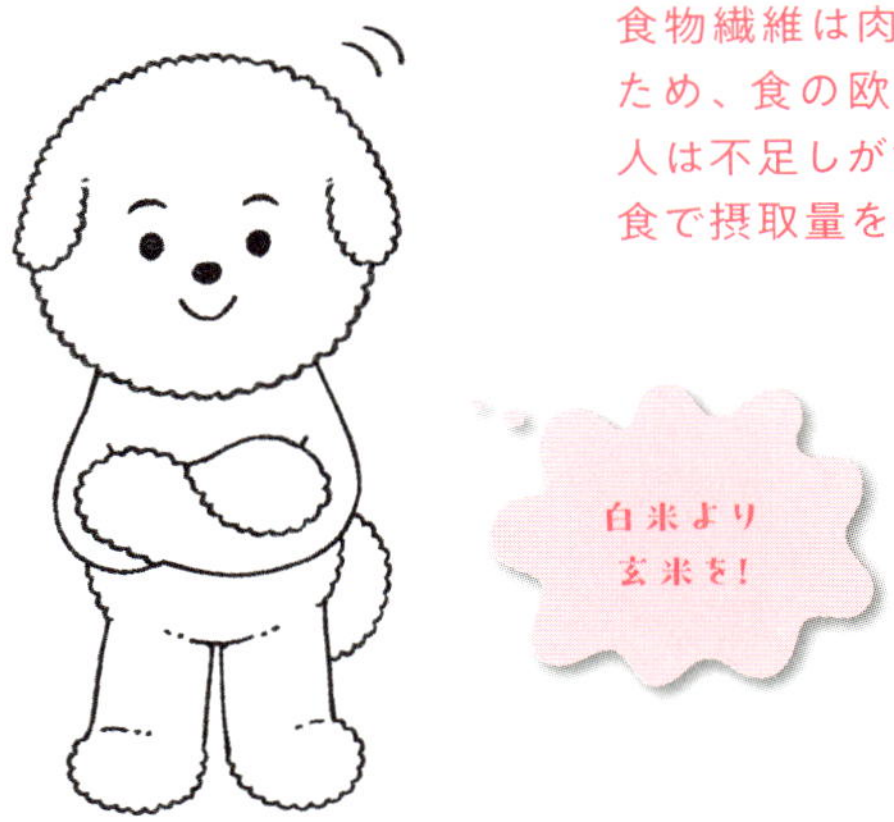

主食を黒いものに置き換えてあらゆる生活習慣病を予防

主食を「白いもの」より「黒いもの」にする大きな理由は、黒いもののほうが食物繊維が豊富だから。たとえば、玄米は白米の6倍もの食物繊維を含んでいるので、1食1杯、1日3回食べれば、1日に必要な食物繊維量の半分を摂取したことになります。ごはん以外でも、小麦粉の白いパンより全粒粉やライ麦の茶色いパンを選ぶといいでしょう。

食物繊維は、腸内環境を整えて腸内をきれいに掃除してくれる栄養素。しっかり摂取すると、健康的に痩せられてむくみもスッキリします。血糖値や血中コレステロールの上昇も抑えてくれます。

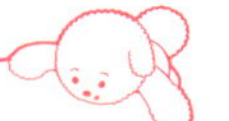

64 お酒を1杯飲むごとに水を1杯飲む

血流サラサラ　腸内環境　不眠　二日酔い　生活習慣病

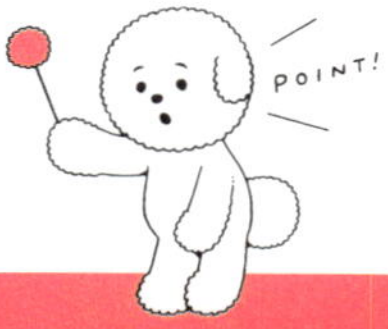

- **アルコールを飲んで気分がいい、というのは錯覚！**
  過度のアルコールによって肉体の細胞が
  疲れ果ててしまうことを忘れずに。
- お酒と同量の水を飲むことで、**脱水などのダメージを防ぐ。**
- 「お酒を1杯飲んだら水を1杯」と意識すると、**飲酒量も減らせる。**

アルコールとの上手な付き合い方

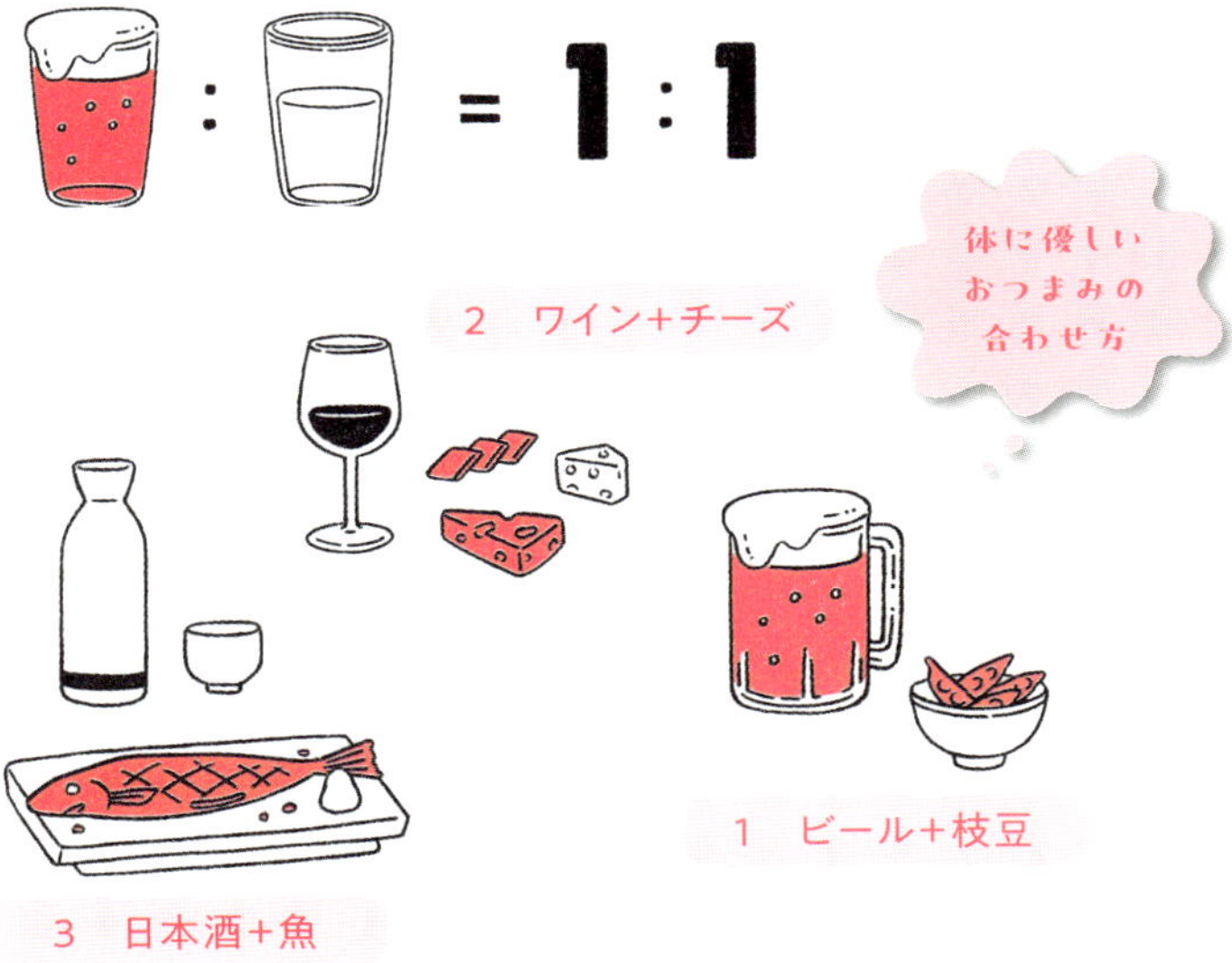
= 1:1
体に優しいおつまみの合わせ方
2　ワイン+チーズ
1　ビール+枝豆
3　日本酒+魚

過度の飲酒は自律神経を乱す 適量を守って上手に付き合おう！

アルコールは摂取しすぎると脱水症状になり、血液がドロドロになって血流が悪化、自律神経を乱します。すると、睡眠は浅くなり、翌日の心身にも影響を及ぼします。

とはいえ、お酒が好きな人が断酒するとストレスになってしまいます。また、適量の飲酒は気分をリラックスさせ、副交感神経を活発化させるので、飲み過ぎず上手に付き合うことが大事です。飲むときは適量を守り、必ずお酒1杯に対し水1杯を飲むこと。これで脱水や消化器官の麻痺を防げます。晩酌や寝酒が習慣になっている人は、食べすぎや不眠の原因になるので、飲み方を一度見直してみましょう。

自律神経　血流アップ　代謝改善　不眠　ストレス緩和　疲労回復　肩こり　腰痛

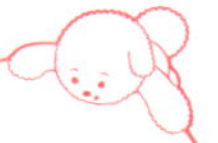

65 ウォーキングをするなら夕食後にする

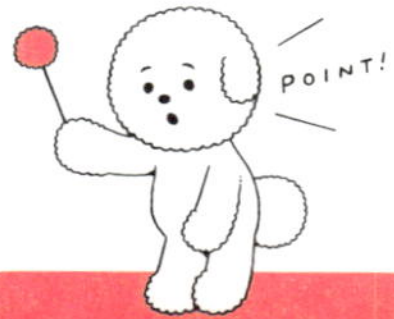

- 軽いウォーキングは体に負担をかけずに血流を促すことができ、**自律神経を整えられる。**
- ゆっくり歩けば体がほぐれ、**1日の疲れがとれる。**
- 肩こりや腰痛などの**不調も改善できる。**
- 夜ならケガをするリスクが少なく、継続しやすい。

正しい姿勢で歩けば自律神経が整う

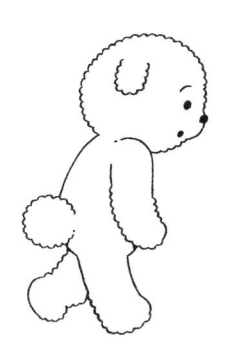

✕ 浅い呼吸で歩く

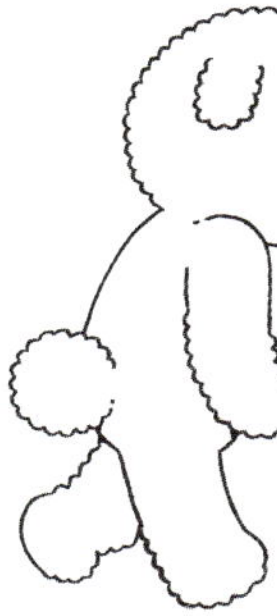

猫背になると呼吸が浅くなり、自律神経が乱れるので要注意。

○ 深い呼吸で歩く

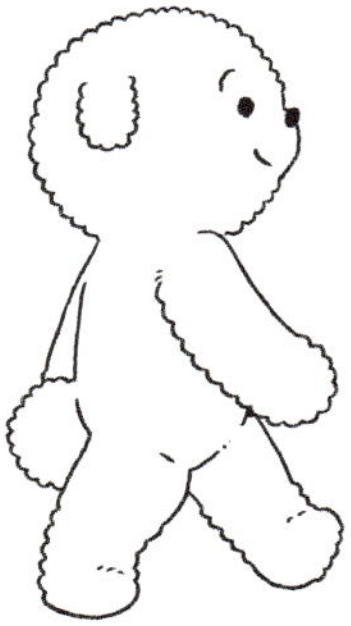

気道をまっすぐにしてよい姿勢を保ち、ゆっくりと深い呼吸をしながら歩きましょう。

無理のない適度なウォーキングで蓄積した体の不調を整える

理想は、夕食後から就寝の1時間前までに30分から1時間ほどゆっくり歩くこと。とはいえ、時間のない人はムリせずストレッチでも充分です。副交感神経が優位になる夜に、交感神経を刺激する運動をするのは矛盾していると思うかもしれませんが、2キロを30分程度で歩く軽いウォーキングや散歩は自律神経を整えます。また、夜の適度な運動は全身の末梢血管の血流をよくするので、日中のデスクワークで体がこっている人、運動不足と感じている人にはうってつけ。うっ血した肉体がほぐれて疲れがとれるほか、肩こり、腰痛などを軽減し、眠りの質を高めます。

便秘

腸内環境

むくみ

肥満

イライラ防止

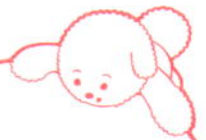

66

間食するなら ドライフルーツを食べる

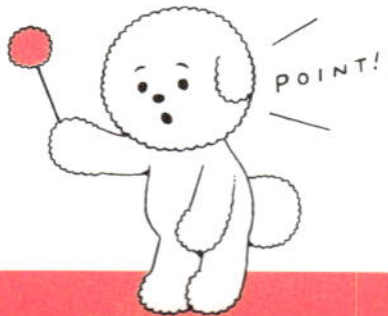

- ドライフルーツは食物繊維をたっぷり含む食品の代表。腸内環境を整え、便秘を解消する。
- いつでもどこでも食べられるので、小腹が空いたときにちょこちょこつまむのがおすすめ。
- カロリーは高めなので食べすぎには注意。

正しい間食を選んでスッキリ生活！

甘〜い洋菓子

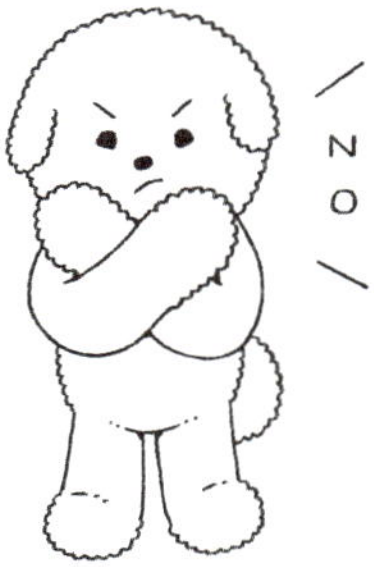

砂糖やバターなどの油脂をたっぷり使ったお菓子はできるだけ控えて。

ドライフルーツ

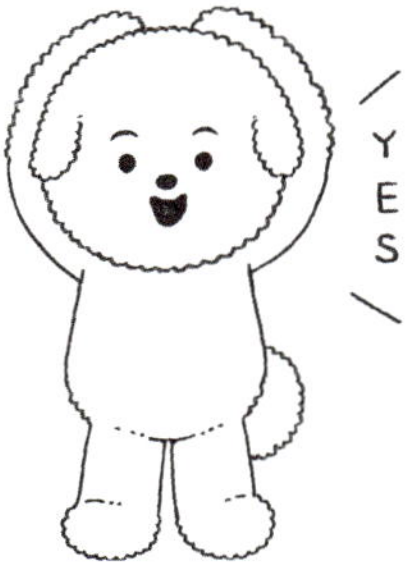

腸に効くおすすめはアンズやプルーン、レーズン、干し柿、イチジクなど。

体に優しくて腸にも効く最強のおやつはドライフルーツ

ケーキをはじめとする洋菓子を食べすぎると、悪玉菌を増やして腸内環境を悪くする砂糖や油脂をとりすぎてしまいます。食べすぎは控えたほうがいいのですが、我慢してストレスになるのも避けたいところ。

そんなときは食物繊維が豊富なドライフルーツを食べましょう。凝縮した甘みは、お菓子好きな人でも満足感を得やすいはず。また、水溶性、不溶性、両方の食物繊維を含んでいるので、便秘解消に力を発揮するほか、ビタミンやミネラル、鉄分など健康にうれしい栄養素も含んでいます。ただし、砂糖や油を使っていないものを選んでください。

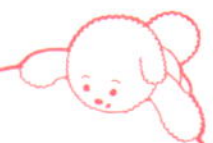

67 疲れていたら1カ所だけ片付ける

自律神経　ストレス緩和　不安解消　集中力

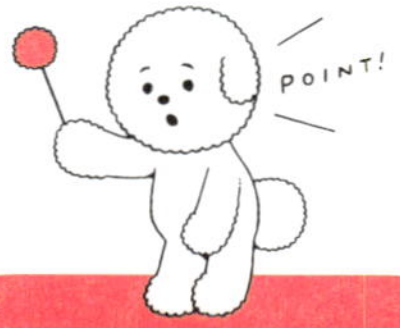

・あちこち手をつけるのは逆効果。
できるだけ範囲を細かく区切って無理なく片付ける。

・1日1カ所30分以内を守り、リフレッシュ気分で行う。

・整理整頓してきれいに整っていく様子を見ることで、自律神経を整えるスイッチが入り、心まで晴れ晴れする。

心地よく暮らせる環境に整える

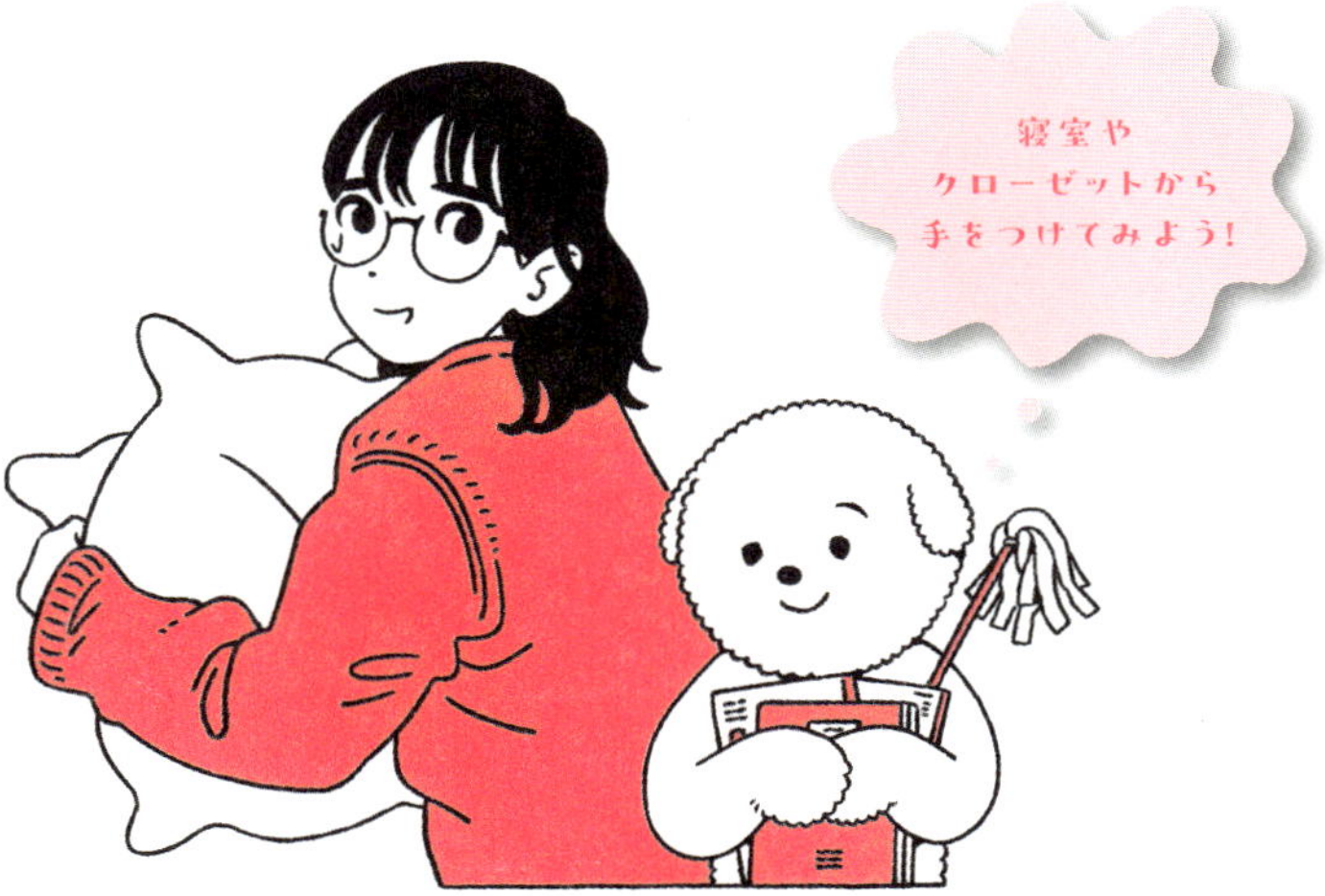
寝室や
クローゼットから
手をつけてみよう！

部屋の中でもいちばんリラックスしたい寝室や毎朝使うクローゼットの整頓から始めるのがおすすめ。

散らかった生活環境を整えてストレスの原因をとり除く

ストレスは仕事や人間関係からくるものばかりではありません。部屋が散らかっている、水回りが汚れているなど生活環境の悪さも自律神経を乱す原因になります。そこで試してもらいたいのが「1カ所だけ片付ける」こと。片付ける行為そのものに自律神経を整える効果があるので、仕事を終えたタイミングで1カ所だけ片付けてみてください。副交感神経が高まり、気持ちが落ち着くはずです。片付ける場所は引き出し1段、棚1列など細かく区切り、1カ所ずつ毎日行うのがコツ。時間は30分以内を目安に。長くやるとイライラして、自律神経を乱すことになるので要注意です。

自律神経
血流アップ
代謝改善
腸内環境
不眠
冷え
疲労回復

68
39～40度のお湯に15分間、浸かる

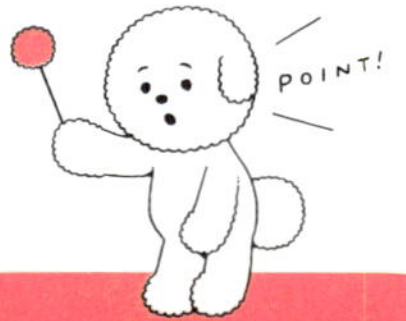

- 首まで浸かって5分、半身浴で10分の入浴法で、**交感神経から副交感神経へスムーズにスイッチできる。**
- 熱い湯は体に負担がかかるのでNG！
- 15分以上の入浴は**脱水症状に陥る**ので控えること。

自律神経を整える入浴の仕方

42度以上の
熱いお湯はキケン！

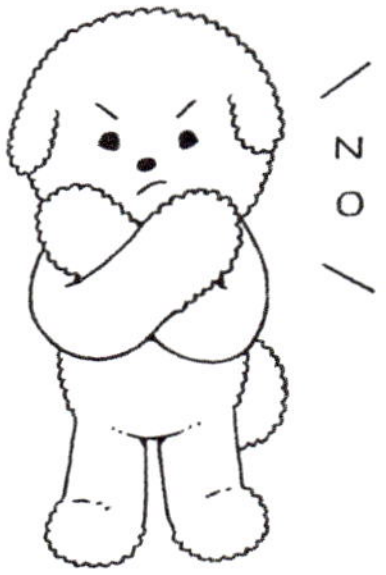

交感神経が急激に上がり血管が収縮。脳卒中や心筋梗塞を引き起こすリスクが。

39～40度の
ぬるめのお湯に15分

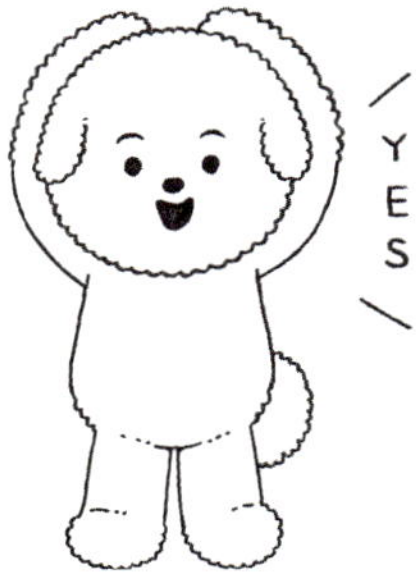

血流がよくなる温度で、最初の5分は首まで、残りはみぞおちまで浸かりましょう。

深部体温をしっかり上げることで眠りに入りやすくなる

自律神経を整える夜の過ごし方で、もっとも重要なのが入浴です。理想的な入浴は、39～40度のぬるめのお湯に15分間ゆっくり浸かること。15分のうち、始めの5分間は首までしっかり浸かり、そのあとはみぞおちまで浸かる半身浴に。こうすると体が芯から温まり、交感神経から副交感神経へスイッチがスムーズに入ります。新陳代謝もアップし、お風呂上がりのポカポカがほどよく続いて熟睡できるでしょう。

逆に42度以上の熱いお湯に浸かると、交感神経が急激に上がって血管が収縮。自律神経のバランスが崩れるのでおすすめできません。入浴後は水分補給を忘れずに。

69

足裏をもんで全身のむくみをとる

血流アップ　代謝改善　腸内環境　不眠　むくみ　疲労回復

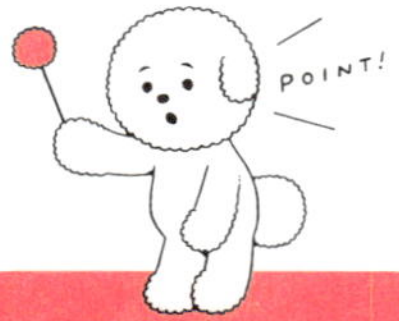

- 足裏をもむことで、血流の停滞がなくなる。
- 血流がスムーズになれば、体の機能はすべてうまくいく!
- むくみや冷え症、こりなどの不調も解消する。

足裏をこまめにもんで滞り知らず！

1日の疲れをとって翌日にもち越さない

自律神経が乱れると血流が滞り、手足が冷えてむくみの原因に。1日の終わりに足裏をもんで血流を促そう。

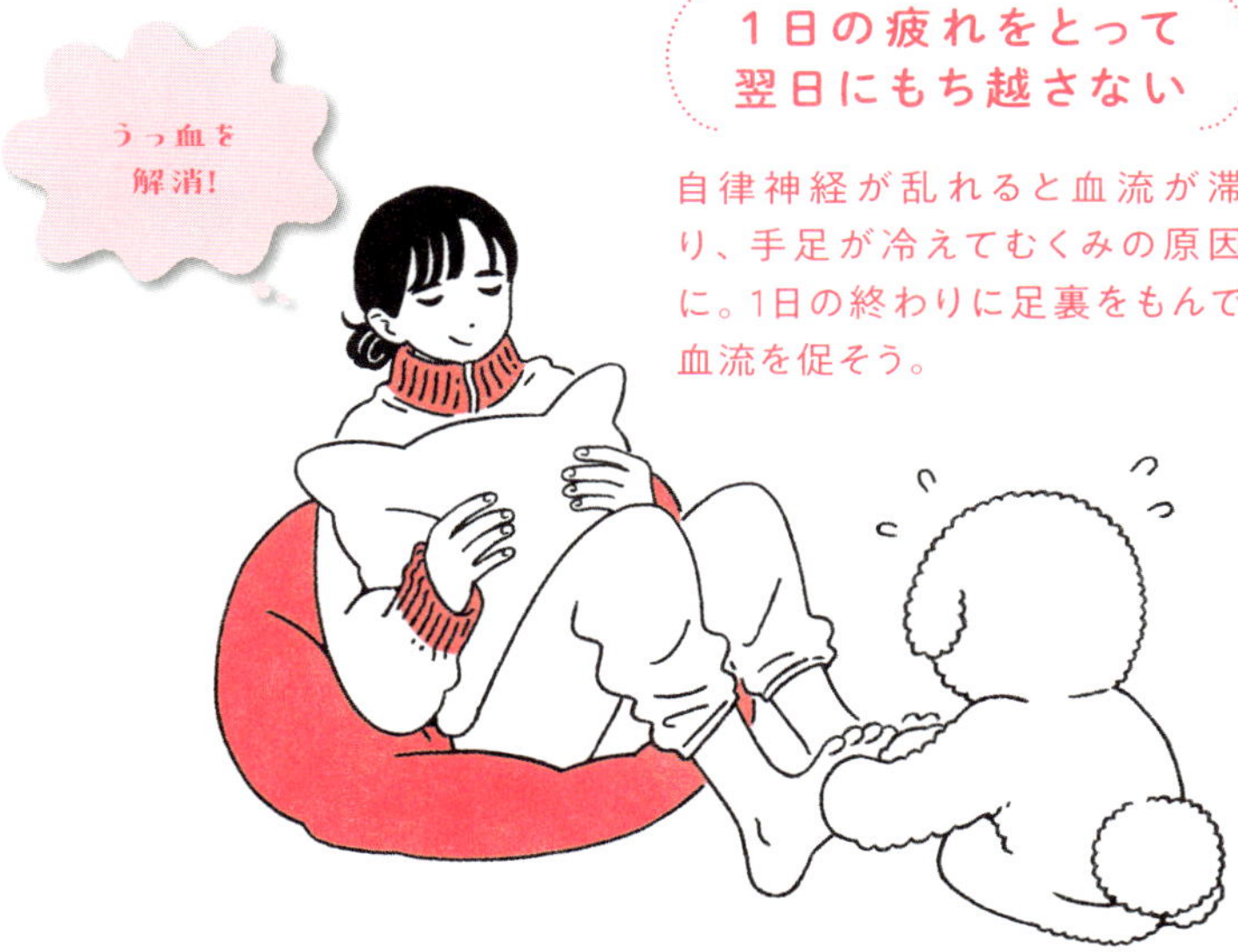

キュッと収縮した血管をほぐして全身の巡りをスムーズに

筋肉をもんだりしてこりがとれるのは、筋肉がほぐれるからではなく、筋肉を走っている毛細血管の血流が促されるため、結果としてこりが解消されるのです。足裏のマッサージで全身の調子がよくなるのも同じ。心臓から遠く、もっとも血流が悪くなりやすい足裏をマッサージすることで、毛細血管に生じたうっ血が解消されるのです。

自律神経のリズムが乱れると血行が悪くなり、さまざまな不調につながります。滞りがなくなることによって、栄養の供給と老廃物の排泄がスムーズになり、むくみがとれ、体の機能が正常化。自律神経のバランスも整います。

自律神経

血流アップ

代謝改善

腸内環境

不眠

便秘

むくみ

疲労回復

70 1分間セル(細胞)・エクササイズで自律神経を整える

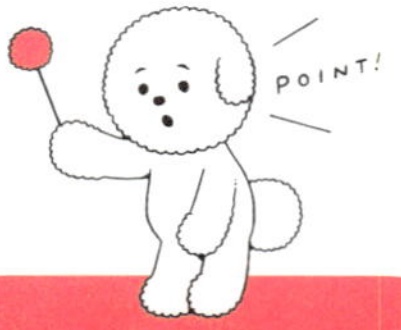

・深い呼吸とゆっくりとした動作を心がけ、**副交感神経を高める。**

・**細胞の1つひとつに血液が行き届き、**自律神経が整えられる。

・1本の棒になったイメージで行うこと。

・朝と夜行うとより効果的。

手軽にできる小林式1分体操で疲れをとってすっきり過ごす

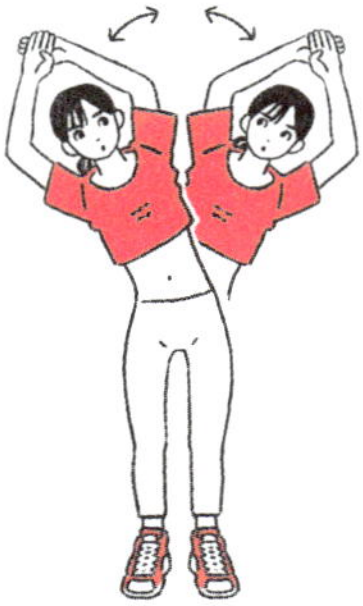

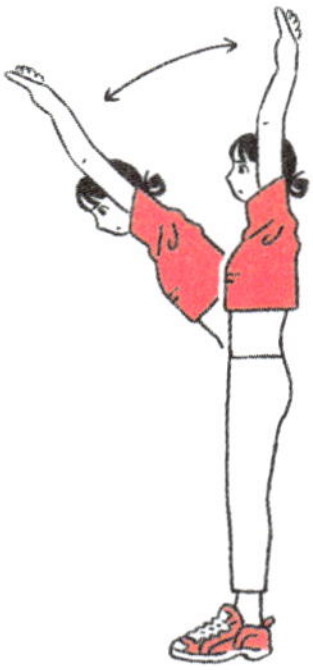

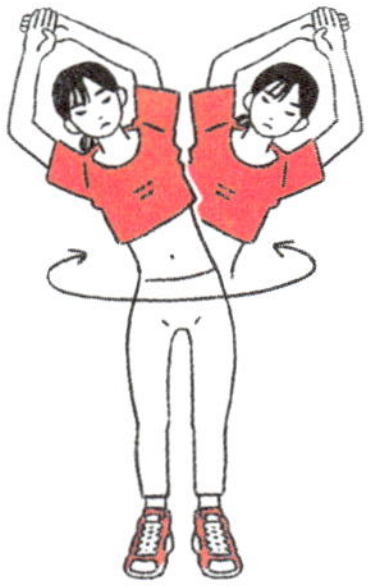

1 左右倒し

足を肩幅に開いて両手を頭上で交差させ、息を吸いながら体を伸ばし、横に倒しながら息を吐きます。左右各4秒。

2 前倒し

❶と同じ姿勢で息を吸いながら体を伸ばし、息を吐きながら上体を前に倒したら、息を吸いながら上体を起こします。各4秒。

3 体回し

❶と同じ姿勢で全身を伸ばし、深呼吸しながら上体を左回り、右回りにそれぞれ回します。左右各4秒。

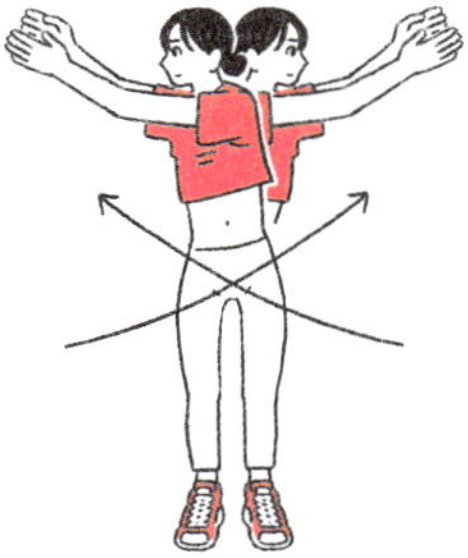

4 左右ねじり

足を肩幅に開いて立ち、深呼吸しながら両腕を右斜め上に大きく振り上げ、上体を右へねじります。反対も同様に左右各4秒。

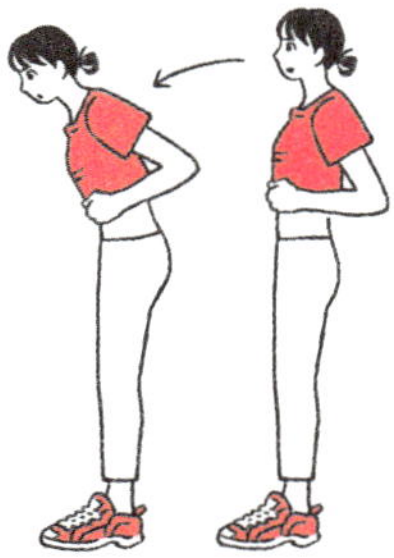

5 お腹しぼり

足を肩幅に開いて肋骨の下をつかみ、息を吸いながら体を反らして全身を伸ばす。次に手でお腹をギュっとしぼり、息を吐きながら上体を前に倒します。各4秒。

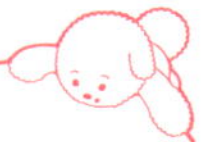

71

首のまわりをほぐす、温める

自律神経

血流アップ

腸内環境

不眠

むくみ

疲労回復

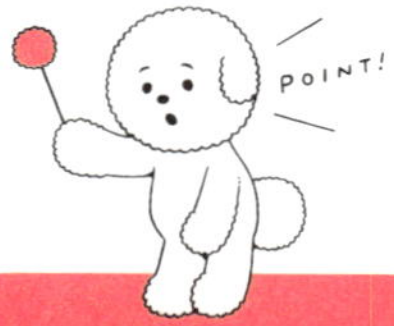

- 首を温めると、交感神経の働きをしずめられる。
- 首をゆるめるツボを押してこりをとると、気持ちも軽くなる。
- 副交感神経の働きを高めて自律神経のバランスが整うと、腸トラブルが改善する。

自律神経と腸の働きを整える首ケア

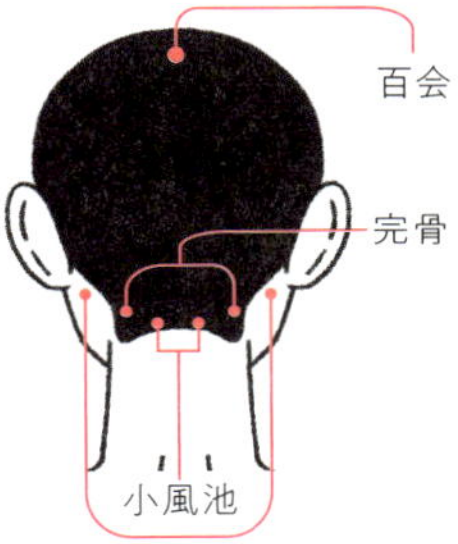

こりを感じる前に首をゆるめるツボを押す

頭頂部の百会は両手の中指で15～20回押します。そのほかのツボは両手の親指で押し、首のラインに沿って少しずつずらしながら肩までゆっくり押します。

まずは温めよう！

首と鎖骨の境目にある「星状神経節」と首筋にある「迷走神経」を覆うように、ネックウォーマーやホットタオルをかけてじんわり温めます。

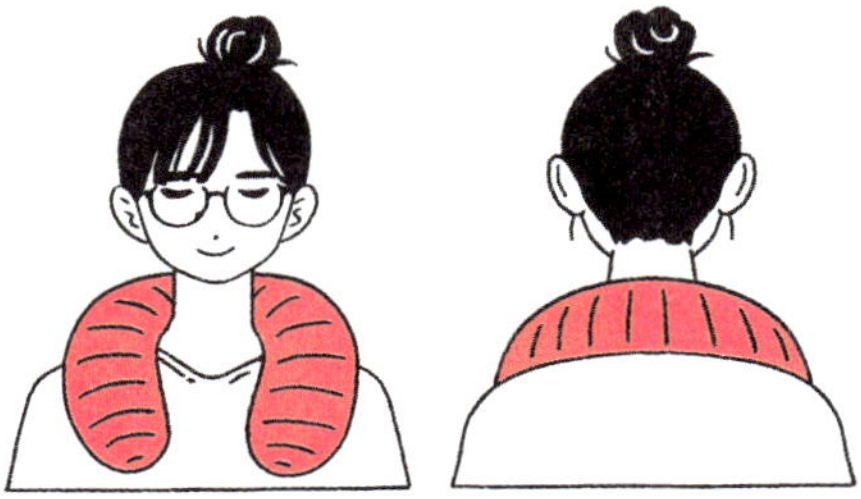

こりやすい首を温めてほぐせば体もスッキリ軽くなる

肩や頭、首など、体のこりに悩まされている人の多くはストレス過多で、自律神経が乱れている証拠。腸の調子がよくないという人もいます。ですから、体のこりが改善されれば、気持ちがスッキリして自律神経が整い、腸の働きもよくなるのです。

　そこで実践したいのが、首まわりのケアです。首には自律神経に関係する「迷走神経」と「星状神経節」があり、首や首の付け根がこっていると血流が悪くなって自律神経のバランスも乱れます。まず血流を促すためにも、こまめに首を温めましょう。さらにツボ押しなどでよくほぐすと、自律神経のバランスが整いやすくなります。

自律神経　血流アップ　腸内環境　不眠　むくみ　疲労回復　リラックス

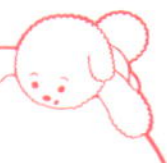

72

部屋着やパジャマはなるべくゆったりしたものを着る

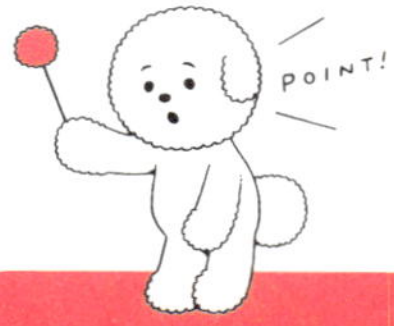

- ストレスフリーでいるためにリラックスできる環境を整える。
- 体をしめつけず血流を滞らせない、ゆったりとしたものを選ぶ。
- 肌触りがよく吸湿性に優れたパジャマが眠りの質を上げる。
- 自分が「気持ちいい」と感じられるものを基準に。

おうち時間のリラックスウェアはコレ

ゆるいウェアとノー下着の組み合わせがベスト

下着をつけるとむくみの原因に。できれば就寝時は下着を外し、しめつけから体を解放しましょう。また、睡眠中は冬でもペットボトル1本分程度の汗をかくので、吸湿性に優れていることも大事。

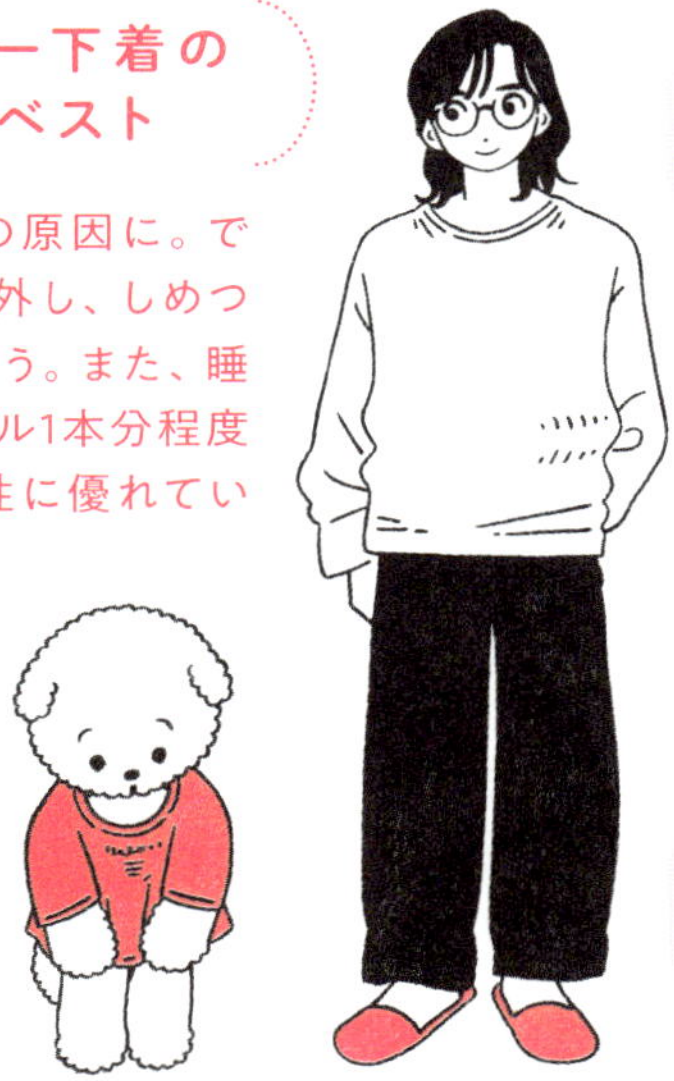
ゆるめの
長袖Tシャツ
夏場は
半袖Tシャツ
紐タイプの
ゆるいズボン

心も体もストレスがかからない“ゆったり”が健康の秘訣

どんなに健康にいいことでも、続けないと意味がありません。そして長く続けて習慣にするには、ストレスフリーが大切です。特に、自宅で夜リラックスするときには、体をしめつけるようなきついゴムが入った下着やパジャマ、伸縮性の少ないレギンスは、体にストレスがかかってしまうので避けましょう。窮屈なウェアは、就寝時に膀胱を刺激して夜中にトイレで目覚める原因にもなり、十分な睡眠をとることができません。そこでおすすめなのが、腰をしめつけない紐タイプのズボンとゆるめのTシャツ。睡眠時こそ徹底的にゆるっとしたリラックスウェアにこだわりましょう。

自律神経　イライラ防止　不安解消　緊張緩和　集中力

73 寝る前に少しでも明日の準備をしておく

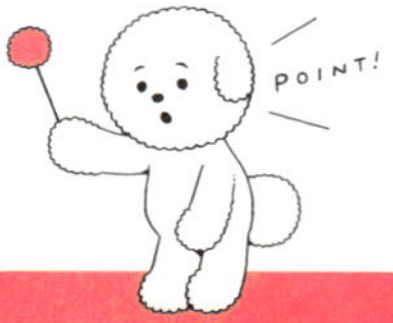

- 先回りの準備が**不安をとり除き、安心感を生む**。
- 決まったものが決まった位置にあることを確認しておけば焦らない。
- 朝は1日のうちでも能力が高まる瞬間。

翌朝すべきことを決めておくと、朝の高い能力をしっかり活かすことができる。

翌日慌てないための準備のコツ

もちものの整理こそ 寝る前にすませておく

カバンには必要なものだけを、出し入れしやすい形で入れます。財布も自分が決めた額に戻しておき、カードやレシートも整理しておきます。

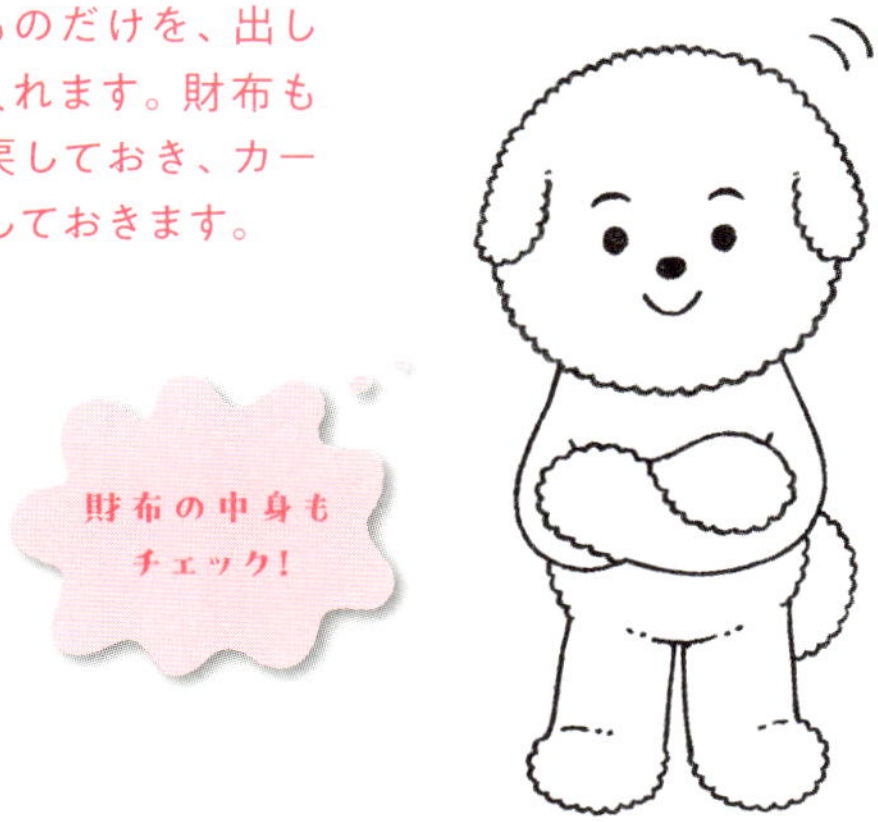

明日の準備を習慣にして自律神経を乱す芽を摘む

寝る前に、翌日のスケジュールを確認し、着ていく洋服を決め、かばんや財布の中身を整理して、明日の準備をすませておくと、気持ちよく眠りにつくことができます。準備が万全なら、翌朝に焦って、自律神経を乱すということも起こりません。

また、朝の高い能力を活かせるかどうかは、前日の夜に「翌朝すべきこと」をきちんと決めているかどうかで決まります。決まっていないと不安になりますが、決まっていれば迷うことなくすぐに始められ、それが安心感につながります。安心感があると交感神経が過剰にならないので、自律神経のバランスをいい状態で保てます。

自律神経　血流アップ　腸内環境　不眠　疲労回復　ストレス緩和　リラックス

74

ヒーリング音楽よりも脳が心地よいと感じる音楽を聴く

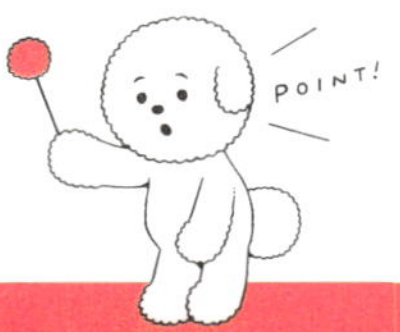

- 心地いい音楽を聴くことで心身の緊張がほぐれ、副交感神経の働きが高まる。
- 疲れたときこそ、ヒーリング音楽ではなくロックを聴く。
- テンポが一定で音階の変化が少ない曲を選ぶとより効果的。

元気をチャージできる音楽とは？

好きな曲がいちばんの特効薬！

元来、人間の脳は音楽を聴くと「快」と感じるようにプログラムされているため、音楽を聴くとポジティブな気分に。なかでもリズムが規則的で音階の変化が少ないロックが◎。曲の長さは4～5分程度。アップテンポの曲は自律神経を乱すので避けて。

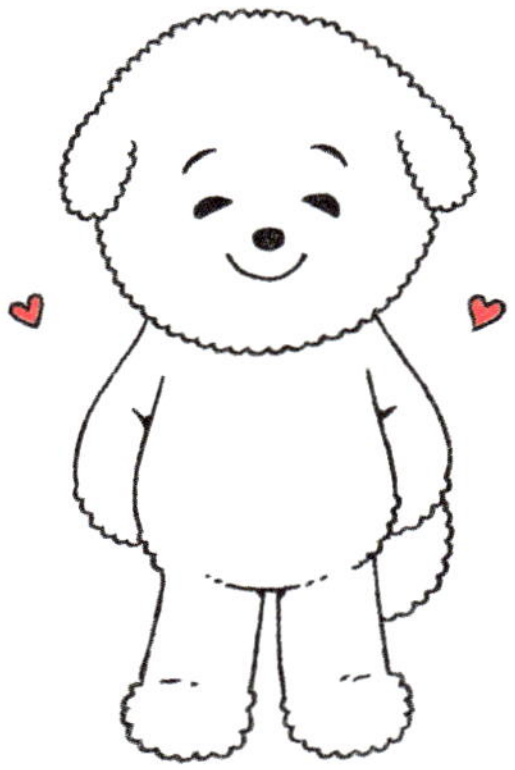

ロックの規則的なリズムが乱れた自律神経を整えてくれる

音楽は自律神経によい影響を与えます。と言っても、どんな音楽でもいいというわけではありません。効果を求めるなら、「テンポが一定」で「音階の変化が少ない」音楽を選びましょう。規則的なリズムには、自律神経を安定させる効果があるからです。たとえば、癒し系と言われるヒーリング音楽は、心を落ち着かせても、自律神経を整える効果はあまり期待できません。1日の疲れをとりたいときにおすすめなのはロックミュージック。意外かもしれませんがロックの規則的なリズムが自律神経のバランスを整えてくれるので、気持ちの切り替えにも最適です。

自律神経 血流アップ 腸内環境 不眠 むくみ 疲労回復 リラックス

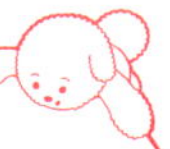

75

脳のために、糖分をとりすぎない

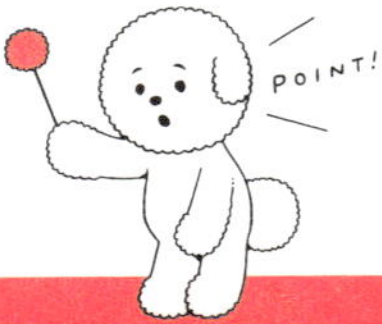

- 脳に糖分が足りないというのは錯覚。**糖分は十分に足りている。**
- 「脳のため」には、甘いものを食べるための言い訳と自覚する。
- そのイライラは**「血糖値スパイク」**からくる低血糖の可能性大。糖分を控えて血糖値を正常化。

必要のない糖分のとりすぎに注意!

糖分を欲しがるのは「血糖値スパイク」が原因

空腹時に甘いお菓子やジュースを摂取すると血糖値が急上昇し、一瞬ハイな気分に。しかし大量のインスリンが分泌されると血糖値は急降下。低血糖状態に陥り、イライラしたり。この不快感を消すためにまた甘いものを欲する、という負のスパイラルに陥っていきます。

ケーキ　チョコレート　だんご

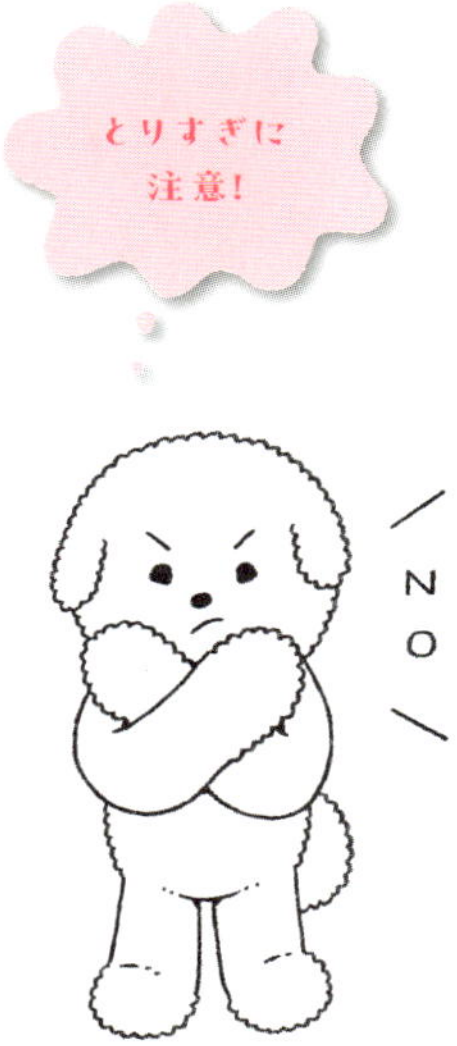

糖分をとりすぎないために「脳のために糖分を」は封印!

「脳が疲れたら甘いもの」と、仕事の合間にキャンディやチョコレートをちょこちょこと口に運ぶ人をよく見かけます。ただ、「脳がブドウ糖メインのエネルギーを得ている」というのは事実ですが、普通に暮らしていれば脳のブドウ糖は不足しません。

それでも、集中力がなくなってボーッとしたり、めまいや吐き気などの不快症状に襲われたりして、「糖分が足りない」と感じる場合は、低血糖状態に陥っている可能性が大。ただし、これは糖分のとりすぎから起こる「血糖値スパイク」で、欲求のまま糖分を摂取し続けると糖尿病へとつながるので要注意です。

免疫力

自律神経

イライラ防止

ストレス緩和

76

1日30分、自分の好きなことをする

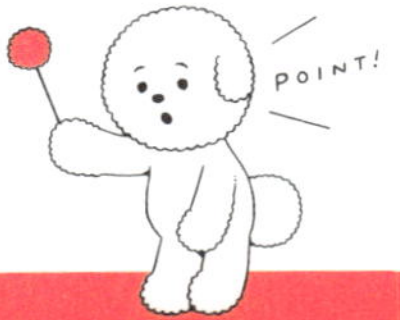

- 1日のうち30分間だけ、ひとりで好きなことをする。
- 意識的に時間を作ることが大切。
- 1日に1度、自分自身を振り返る時間をもつだけで、自律神経のバランスが安定する。

好きなことをする時間を30分作る

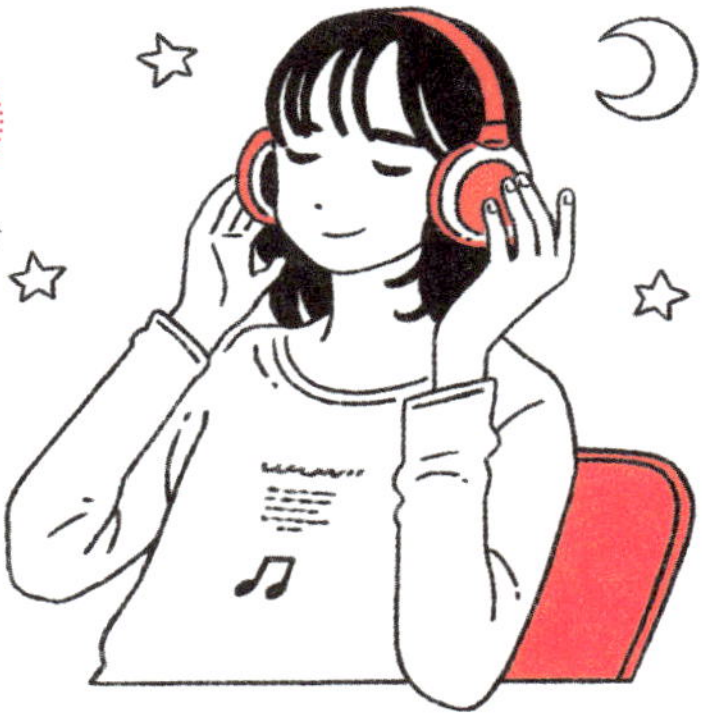

やりたいことをやる

お気に入りのソファーに座って自分の好きな音楽を聴くだけでもOK。

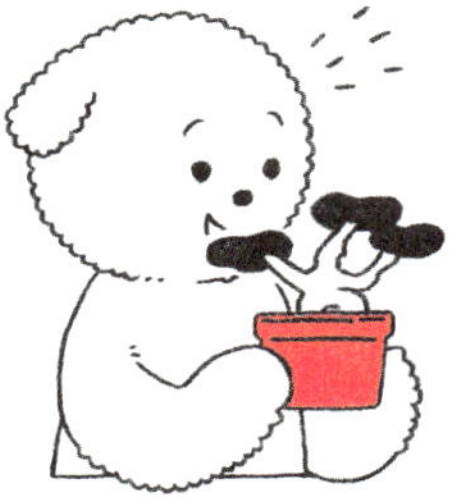

自由な時間を過ごす

趣味の園芸に没頭する、喫茶店でコーヒーを1杯飲むなど、ひとりの時間を。

意識してあえて作ったひとり時間を楽しむ

夜まで仕事だったり、お付き合いがあったり、自分の思うとおりに時間を使うことは難しいもの。しかし、どんなに忙しくても、1日の中の30分だけ、自分だけの自由な時間をもつようにしてみましょう。

忘れてはいけないのが、その時間を「意識して」作ること。「これが自分にとっていい作用をもたらす」と自覚したうえで、30分間を過ごすのです。いわば、気持ちよくぼんやりするということで、ただダラダラ過ごすのとは違います。こうした時間を作ることで、日々乱れがちな自律神経のバランスやリズムを整えることができ、自分自身を俯瞰してみることができます。

自律神経
ストレス緩和
平常心
集中力
気づき

77 忙しいときほどボーッとする

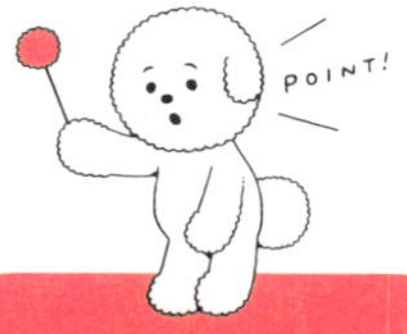

- 忙しいときほど、ぼんやりする時間を作る。
- 自然の景色や、空を眺めてブラブラ歩く。
- 脳は、ぼんやりとして無意識の状態を作ると、次にくる意識的な行動の準備をする。

「あえてぼんやり」のパワーを見直す

気ままに散歩したり空を眺めたりしよう

あれもこれもと課題だらけのピリピリしたモードでいると、自律神経のバランスが悪くなり、パフォーマンスが下がります。そんなときには、あえて、ぼんやりする時間を。脳が無意識の状態になり、次のパフォーマンスがアップします。

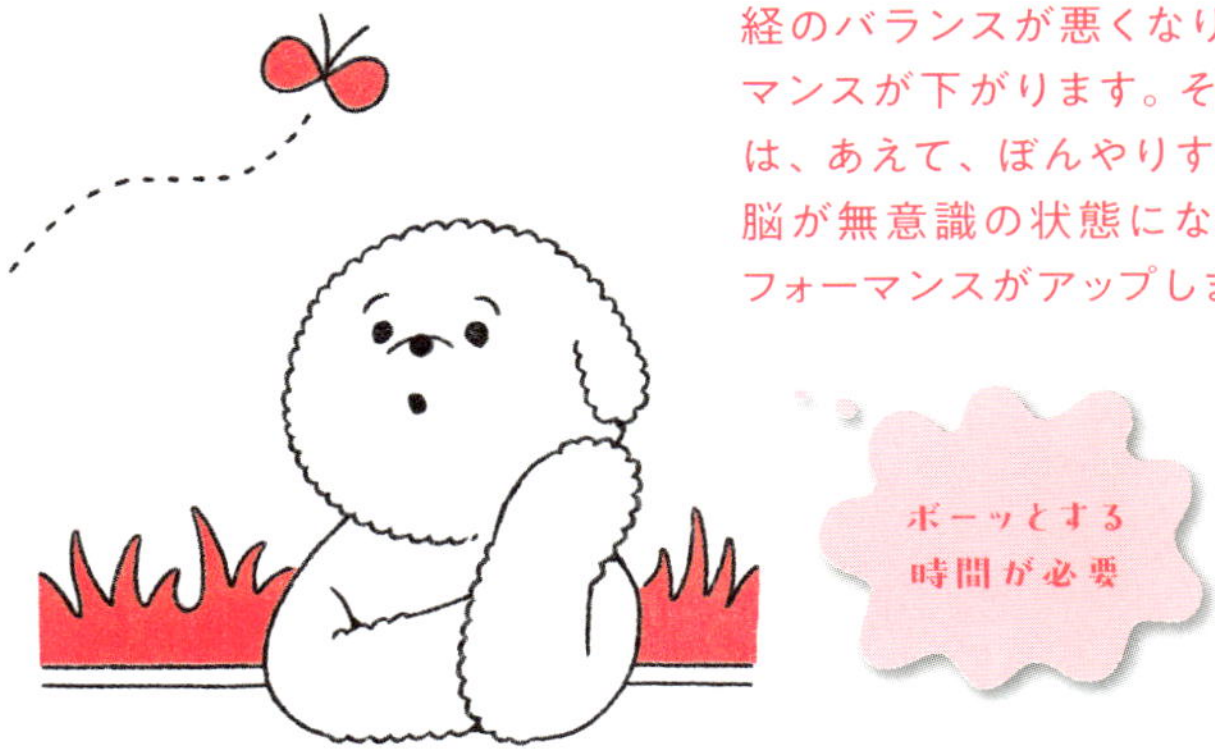
ボーッとする
時間が必要

ぼんやりするひとときは、脳にとって必要な時間

交感神経、副交感神経をともにハイレベルな状態にもっていくには、ぼんやりする時間をもつことがいちばんです。

散歩などで、星を眺めながら歩いたり、風景をぼんやり眺めたりしているうちに、体内のリズムが整い、脳が覚醒していくのです。ぼんやりしているとき脳は「デフォルト・モード・ネットワーク（DMN）」という脳内システムに移行します。

要はなにも考えない無意識の状態を作ることで、脳が次の意識的な行動の準備をするのです。ぼんやりしているとき突然、思わぬアイデアが浮かぶことがありますが、それがDMNがオンになっている状態です。

自律神経
気づき
ネガティブ思考
感情コントロール
不安解消

78

日記を3行だけ書く

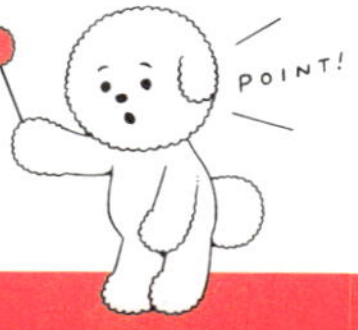

- 専用ノートでも手帳の隅でもOK。
- 必ず手書きで、ゆっくりと書く。
- 「明日の目標」は、簡単なことから始める。
- 不安が消え、心に余裕が生まれ、自律神経が安定する。

「3行日記」を毎日続ける

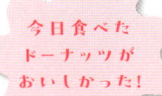

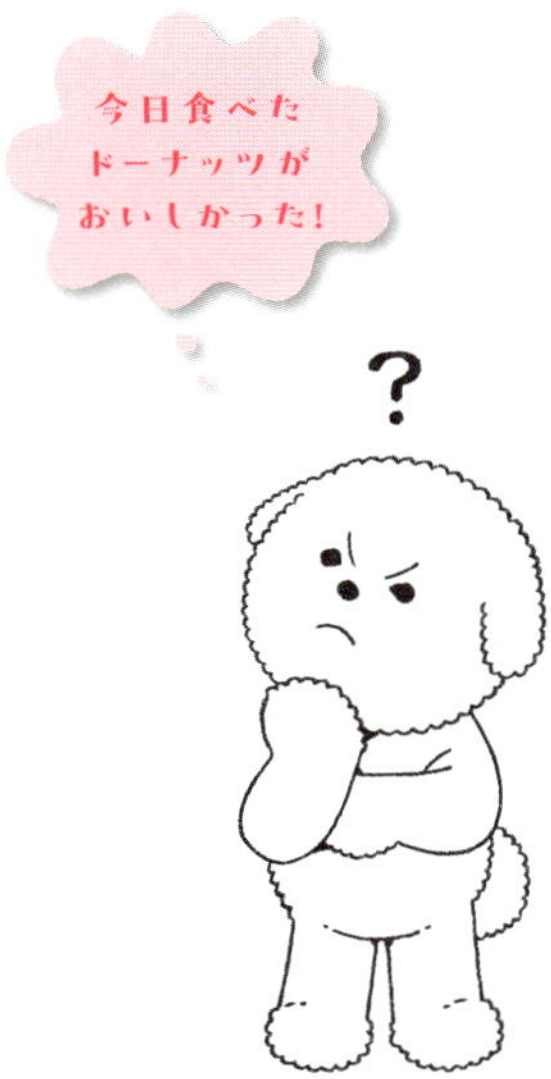

失敗したことを書く

ネガティブな感情を整理できます。失敗を人のせいにしなくなり、その結果、同じ失敗を繰り返さないように。

感動したことを書く

その日1日が価値あるものだったと思えます。落ち込んだときに見直せば、切り替えができます。

明日の目標を書く

やるべきことがわかり、不安が消えていきます。その結果、落ち着いて眠れます。

手書きでゆっくりと3行だけ日記をつける

自律神経のバランスを整えるために「3行日記」をおすすめします。ポイントは、日記帳やノートに手で書くことです。書く内容は、3つだけ。

・失敗したこと（例：名刺を忘れた）
・感動したこと（例：花がきれいだった）
・明日の目標（例：電車では座らない）

明日の目標を書くと、ゴールが明確になるので、やるべきことを意識しやすくなります。すると不安が消え、心に余裕が生まれます。自律神経を安定させるためにいちばん必要なのはこの「余裕」なのです。最初はできるだけ達成しやすい簡単な目標を立てましょう。

自律神経
疲労回復
不眠
体調管理
ストレス緩和
緊張緩和

79 寝る30分前にはスマホから距離をとる

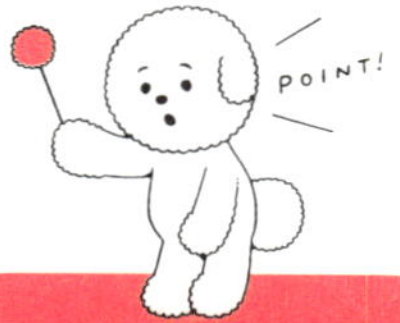

- スマホやパソコンのブルーライトが、交感神経を高め、安眠を妨げる。
- SNSの情報で心が乱れる。
- よい睡眠をとるために、眠る前30分は余計な情報を入れない。
- スマホの目覚まし機能はできるだけ使わない。

余計な情報を頭に入れず寝る

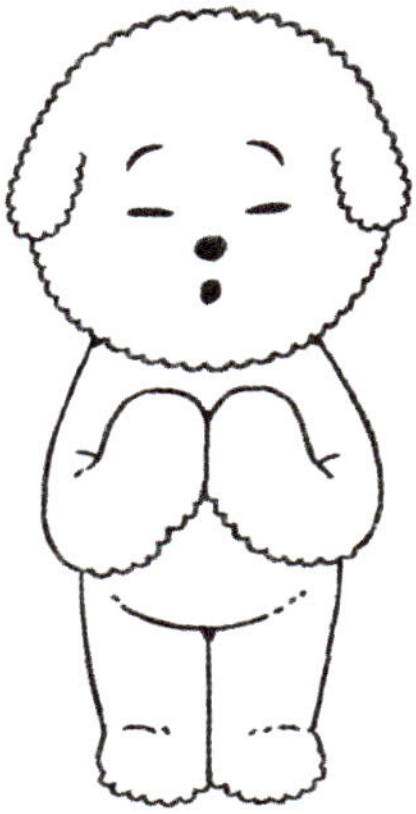

快眠のゴールデンタイムを逃さないようにする

睡眠中、脳はその日に入ってきた情報に優先順位をつけて整理しています。就寝前にメールやSNSをチェックすると、情報によって交感神経が高まり、安眠できません。寝る前30分はスマホを見ないと決め、就寝時も手の届かないところに置きましょう。

ベッドから手の届くところにスマホを置かない

スマホやパソコンはディスプレイのブルーライトが交感神経を優位にします。自律神経や脳に刺激を与えて、深い睡眠に入りにくくし、安眠を妨げてしまいます。

スマホやパソコンを見ないのは、光の影響を避けるためだけではありません。よい睡眠をとるためには、眠る前に余計な情報を頭に入れないほうがいいのです。寝る前にメールやSNSをチェックするのが習慣になっている人は多いですが、それでは無駄な情報で交感神経を興奮させてしまうだけ。特にSNSには、心の安定を乱す要素がたくさんあります。就寝の30分前には、スマホをオフにしてしまいましょう。

免疫力
腸内環境
自律神経
未病ケア
体調管理
便秘

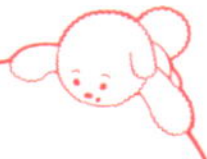

80

常飲するサプリメント・薬は乳酸菌だけにする

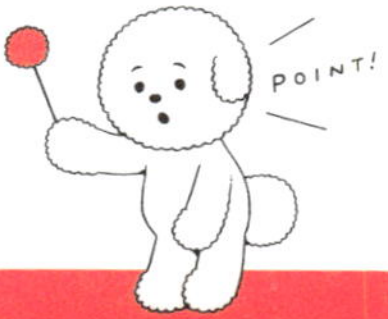

- 腸内フローラを最良の状態に保つために、薬に頼らない生活を。
- **サプリメントは、乳酸菌と食物繊維をメインにする。**
- サプリメントを飲む場合は、**かかりつけ医に必ず相談を。**
- 下剤は強烈な刺激剤なので、腸の粘膜を弱くしてしまう。

腸内環境には必要のない薬はNO!

サプリメント、薬、下剤には頼らない

腸内細菌のバランスを保つためには、必要のないサプリメント、薬、下剤はNG。特に下剤は、無理に腸を刺激するため、常用していると腸の粘膜が弱くなります。また、腸がだんだんと刺激に慣れてしまい、腸本来がもっている力が低下する原因にもなります。

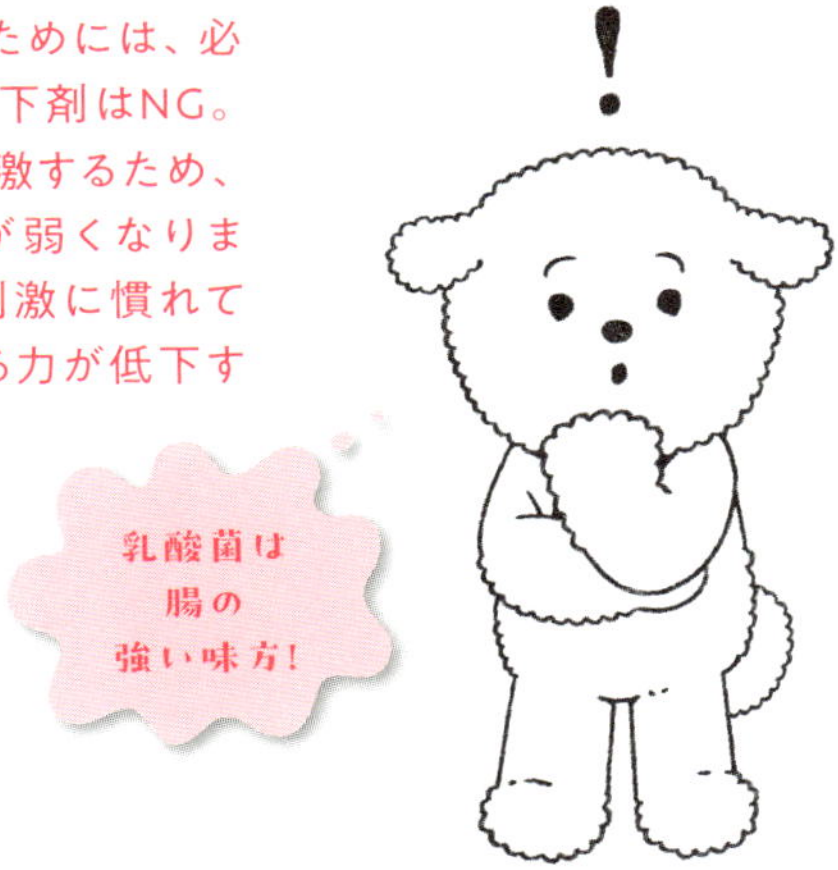

サプリメントや薬は安易にとらない

腸にとって薬はおすすめできません。風邪のときに処方される抗生物質も要注意です。有害な菌には有効ですが、善玉菌にも作用するため、腸内フローラそのものが荒らされて、腸内細菌のバランスが崩れてしまいます。緊急時にのみ使いましょう。

サプリメントに関しては、クリニックの外来では、乳酸菌と天然の豆からとれた「グアーガム」を主成分とした食物繊維をおすすめしています。サプリメントを飲むときは、かならずかかりつけ医に相談し、適切な指示を仰いでください。大切なのは、薬やサプリメントに頼らず、自律神経と腸内細菌を整えることです。

自律神経　腸内環境　便秘　生活習慣病

81

寝る前にスプーン1杯のオイルを飲む

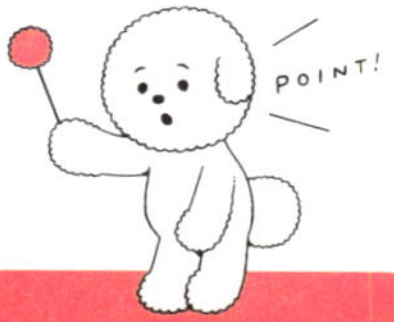

- スプーン1杯の上質なオイルは、腸内環境の改善と自律神経のバランスアップのためにいい。
- 腸内の潤滑油になって便をコーティングし、出やすい状態にする。
- 代謝をあげ、やせ体質を作るもとにもなる。
- カロリーを気にして量を少なくすると、腸まで届かず効果がない。

82 ラベンダーの香りでよい睡眠に導く

不眠 自律神経 疲労回復 ストレス緩和

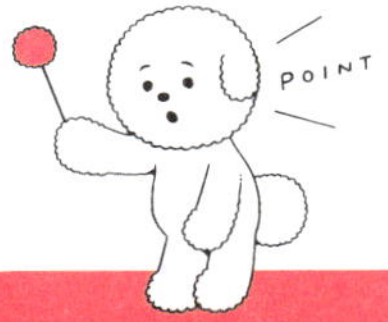

- 香りによるリラックス効果はあなどれない。
- 中でもリラックス効果が期待できるのがラベンダー。
- 枕元に、ラベンダーの精油を1滴たらしたティッシュを置く。
- カモミール、クラリセージ、サンダルウッドなどにもリラックス作用がある。

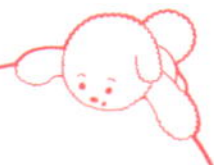

83 睡眠不足は自律神経の大敵と心得る

免疫力　自律神経　血流改善　ミス防止　疲労回復　慢性疲労

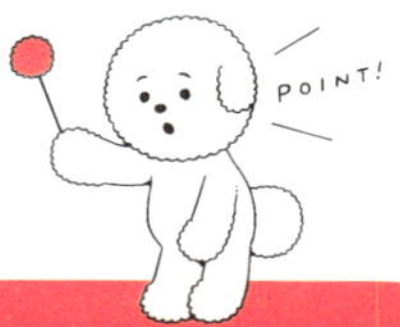

- 睡眠が不足すると、副交感神経のレベルを低下させ、自律神経のバランスが悪くなる。
- 運動能力、頭脳、体の治癒力も、心身にかかわる能力すべてにおいて本来の力を出しきるには、十分な睡眠が最低条件。

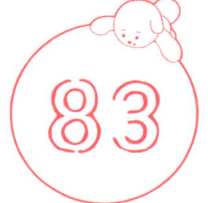

睡眠不足だと本来の力を発揮できない

試験の前夜の徹夜は脳の働きを落としてしまう

睡眠不足は、もてる能力を発揮する際に、大きな足かせとなります。たとえば、受験や試験の前に徹夜で勉強する人がいますが、自律神経のバランスの乱れによる血流悪化の影響は全身に及ぶので、脳の活性も落とすことになるのです。

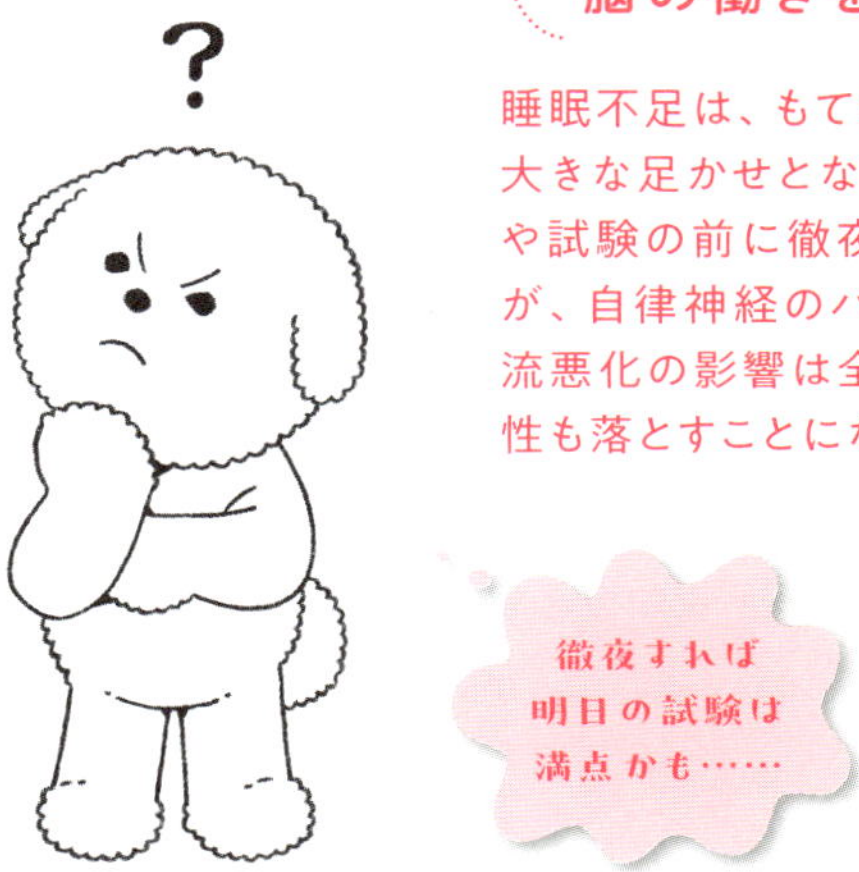
徹夜すれば
明日の試験は
満点かも……

睡眠不足のせいで、免疫力も下がり、能力が落ちる

睡眠が不足すると、とたんに自律神経のバランスが崩れます。睡眠不足だと副交感神経が上がらないのです。自律神経には日内変動があり、普通は夕方から夜にかけて副交感神経のレベルが上がり、やや副交感神経優位な状態になります。ところが徹夜で仕事をするなど、本来なら副交感神経が優位になる時間帯に交感神経を刺激してしまうと、副交感神経が上がるタイミングを失ったまま交感神経が上がる朝の時間帯に突入するため、何をしても副交感神経が上がらないのです。副交感神経の高さは、リンパ球系の免疫力の高さとリンクしているので、当然免疫力も下がってしまいます。

自律神経

疲労回復

人間関係

84 飲み会の誘いは即答せず最低1日考える

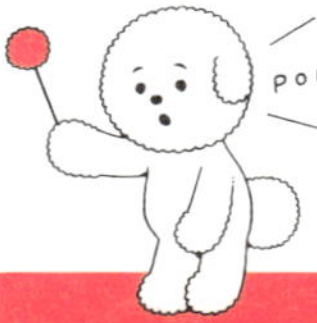

- アルコールは体に負担をかけていることを覚えておく。
- 嫌だなと思ってダラダラ参加する会合は、ストレスが溜まる。
- その場の勢いで出席の返事をすると、たいてい後で後悔し、結果として、自律神経が乱れてしまう。
- 目的をもって飲み会に出席する。それができないならば断る、と決めておく。

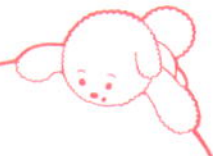

85

免疫力　自律神経　疲労回復　慢性疲労　仕事効率化

1週間のうち平日1日を「睡眠の日」にする

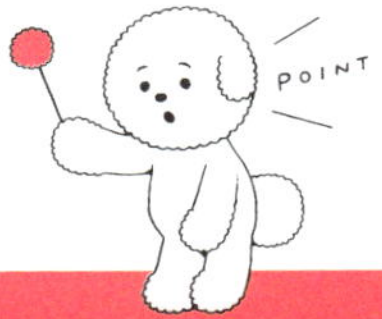

- 週の半ばに「睡眠の日」を作ると、週の後半のパフォーマンスが上がる。
- 「睡眠の日」には、22時には就寝し、きちんと睡眠をとる。
- 「睡眠の日」の翌日は、自然に目が醒めるまで眠る。
- オーバーワークの人は、仕事は3割受けて、7割断るようにする。

PART
4

休
WEEKEND

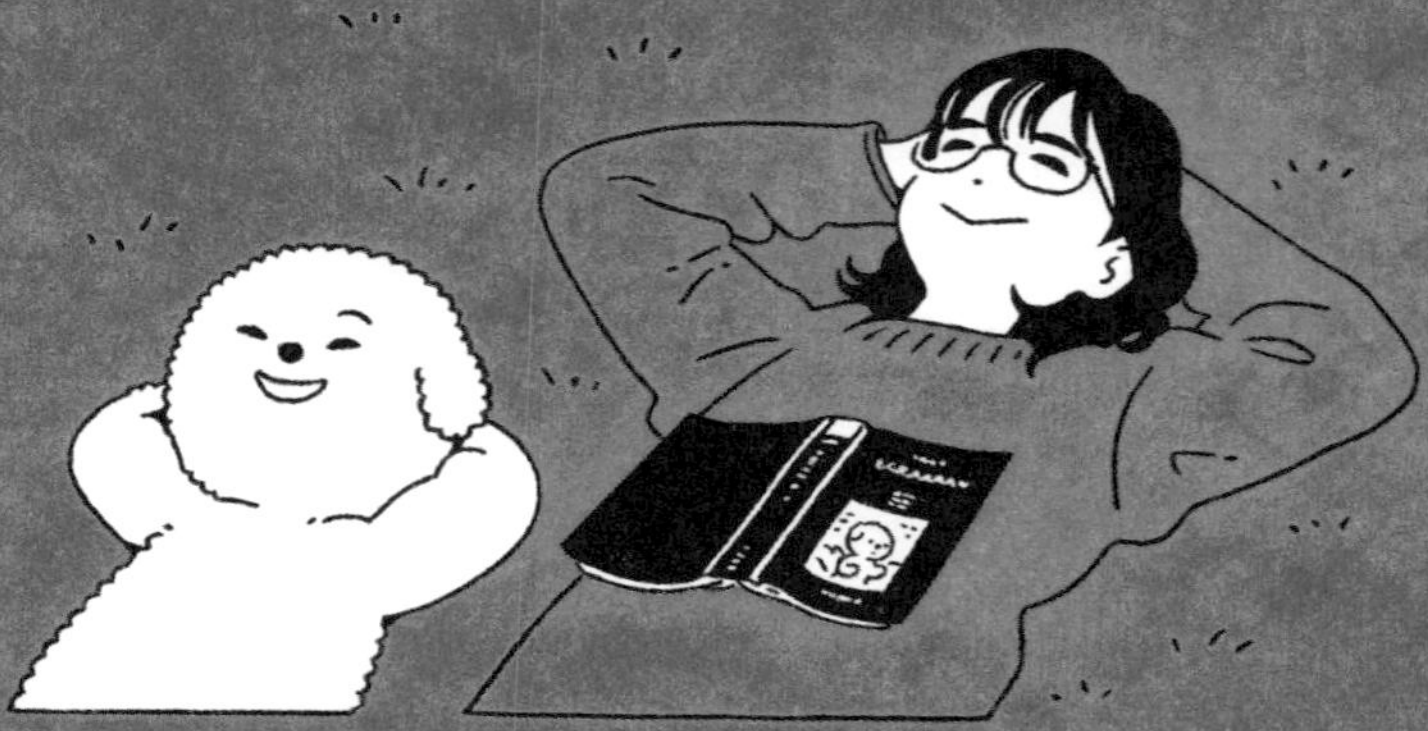

1週間の
ココロとカラダの
疲れをとりのぞき
翌週のエネルギーを
チャージする15の習慣

休日をどう過ごすかもとても大切です。
ダラダラしてたら休日が終わって
後悔するなんてことが、
日曜の夜や月曜の朝に影響します。
ですから休日は、好きなことを楽しんだり、
新しいことにチャレンジしたり、
「いま」を充実させることに集中してみてください。
予定が空いていたらぜいたくな1人時間だと思って、
部屋の模様替えをしたり、美術館に行ってみたり。
将来を心配するより「いま」を楽しむのが、
ココロとカラダを健やかに保つコツです。

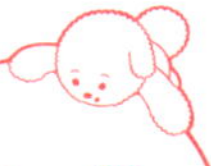

86

疲れがたまったときほど動く

免疫力 / 自律神経 / 疲労回復 / 慢性疲労

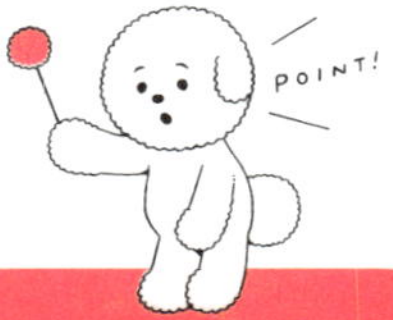

- 週末もいつもと同じ生活リズムをキープする。
- クタクタに疲れても一休みせず、やるべきことを片付ける。
- 一度スイッチが切れるとさらに疲労感が増すので注意を。
- 夜はリラックスタイムと考え、ゆっくり過ごす。

1年365日を同じペースで過ごしましょう

毎日同じペースで過ごすといつも元気でいられる

週末に寝だめをしたいという気持ちはわからなくもないですが、昼まで寝ていると、かえって疲れが抜けないということに。まずは、休日でも、早起きを。そして、趣味に思いっきり没頭するなど、楽しむことを心がけましょう。

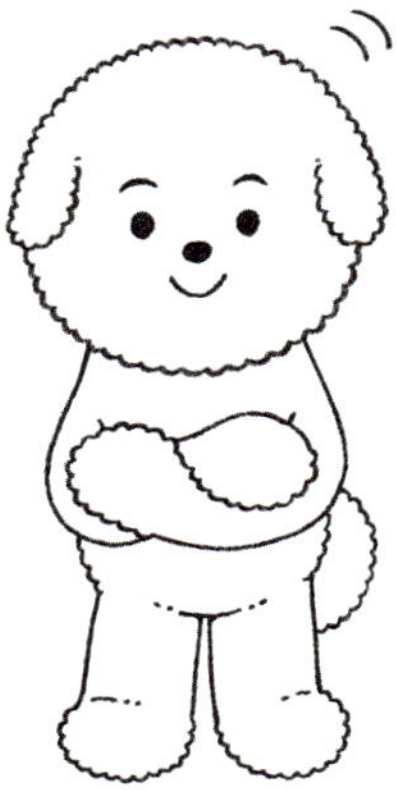

週末も早起きすることが大事。一定のペースを守ると疲れない。

ハードスケジュールが続くと週末はつい朝寝坊になりがちですが、あえて早起きを。交感神経は日中、副交感神経は深夜にピークを迎えます。休みだからといってダラダラ寝ていると、自律神経が乱れ、かえって疲労が抜けにくくなるのです。

また、帰宅後、ソファに腰を下ろした途端にどっと疲労感におそわれる人も少なくないでしょう。一度切れてしまったスイッチを入れるにはとても大きなエネルギーが必要で、そのことがさらなる疲労感を招いてしまいます。やるべきことをすばやく片付けて、夜のリラックスタイムをゆっくり過ごすほうが、疲れも早く解消できます。

自律神経
モチベーション
自己肯定感
気づき

87

「やりたいことリスト」を作る

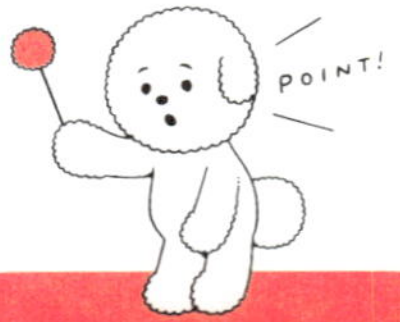

- 1カ月に1度、やりたいことリストを作り、生きる目標を見つける。
- 今やらなくてはいけないのに、後回しにしていることを洗いだす。
- 「今を生きる」という意識をもつ。
- 自由に思いつくままにやりたいことを書きだしてみる。

自分への問いかけが大切です

つねに生きる目標を意識して過ごしましょう

目標を見失ってしまった場合は、今自分がやらなくてはいけないのに後回しにしていることはなんだろう、と自分に問いかけてみましょう。この問いかけを1カ月に1度のペースで行い、なるべくリストの項目を消化していくようにすることです。

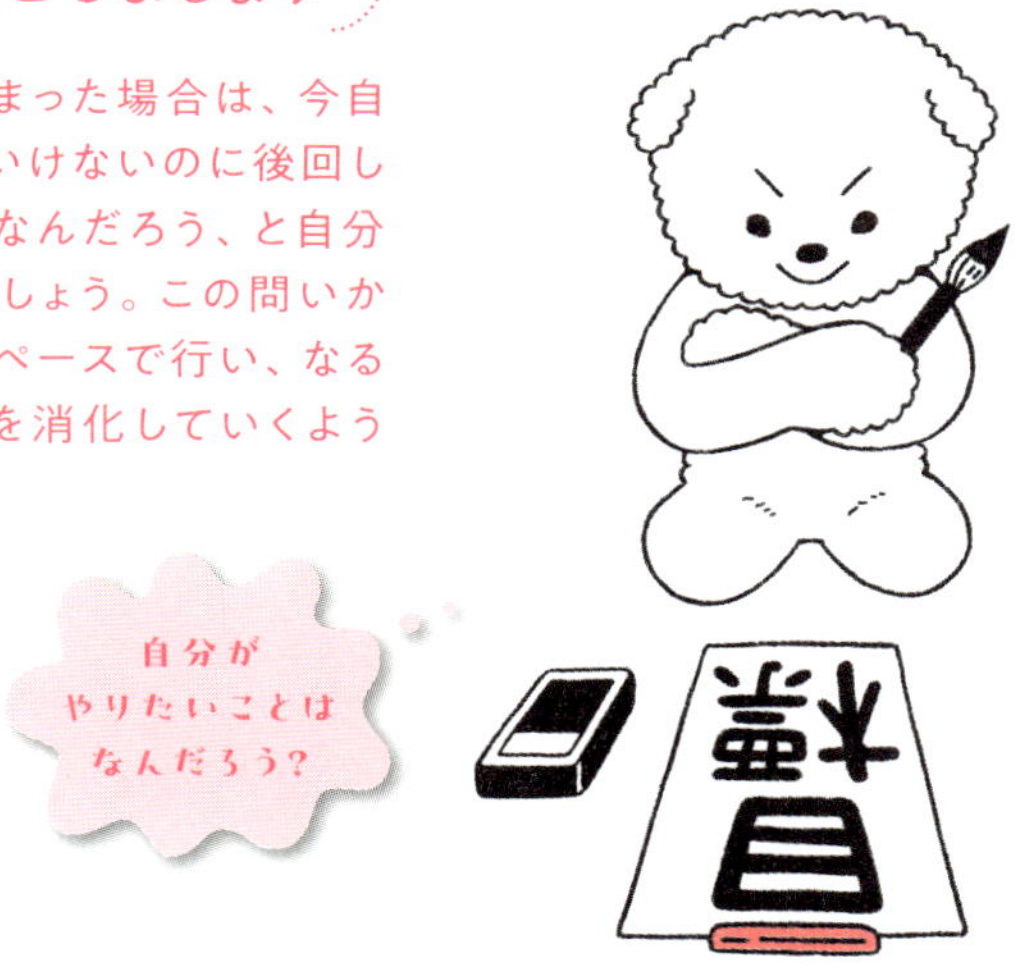
自分が
やりたいことは
なんだろう?

目標を見失ってしまうと、疲労感が増すことに

会社である程度経験とキャリアを積み、現状に満足はしていてもなんだかもの足りない……。そんなときは、自分を見つめ直してみましょう。自分が死ぬときに後悔しないために欠かせないものはなんだろう、と考えるのです。

人生はいつ何が起こるかわかりません。私たちはいつも事故、災害、病気、あらゆるリスクと対峙しています。ですから、「今を生きる」という意識をもつことはとても大切です。そのためには自分に問いかけること。自分への問いかけを1カ月に1度のペースで行い、内容を見直しながら順番に実行していくようにしてみましょう。

自律神経
仕事効率化
ストレス緩和
不安解消
決断力
自己肯定感

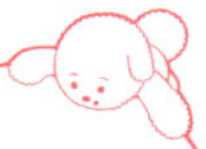

88

整理・断捨離をすると自律神経がバランスアップする

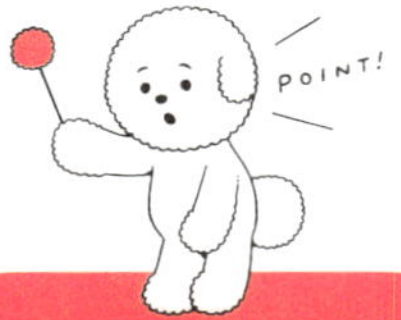

- 何かを選ばなくてはいけない、という作業を減らす。
- 毎日着る服をルール化しておく。
- 靴箱やクローゼットを整理し、1年間使わなかったものは処分する。
- 考えるべき問題とそうでないものを、はっきり区別しておく。

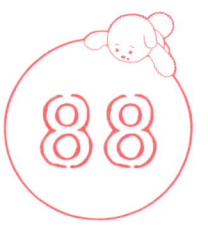

選択を減らせばストレス減に

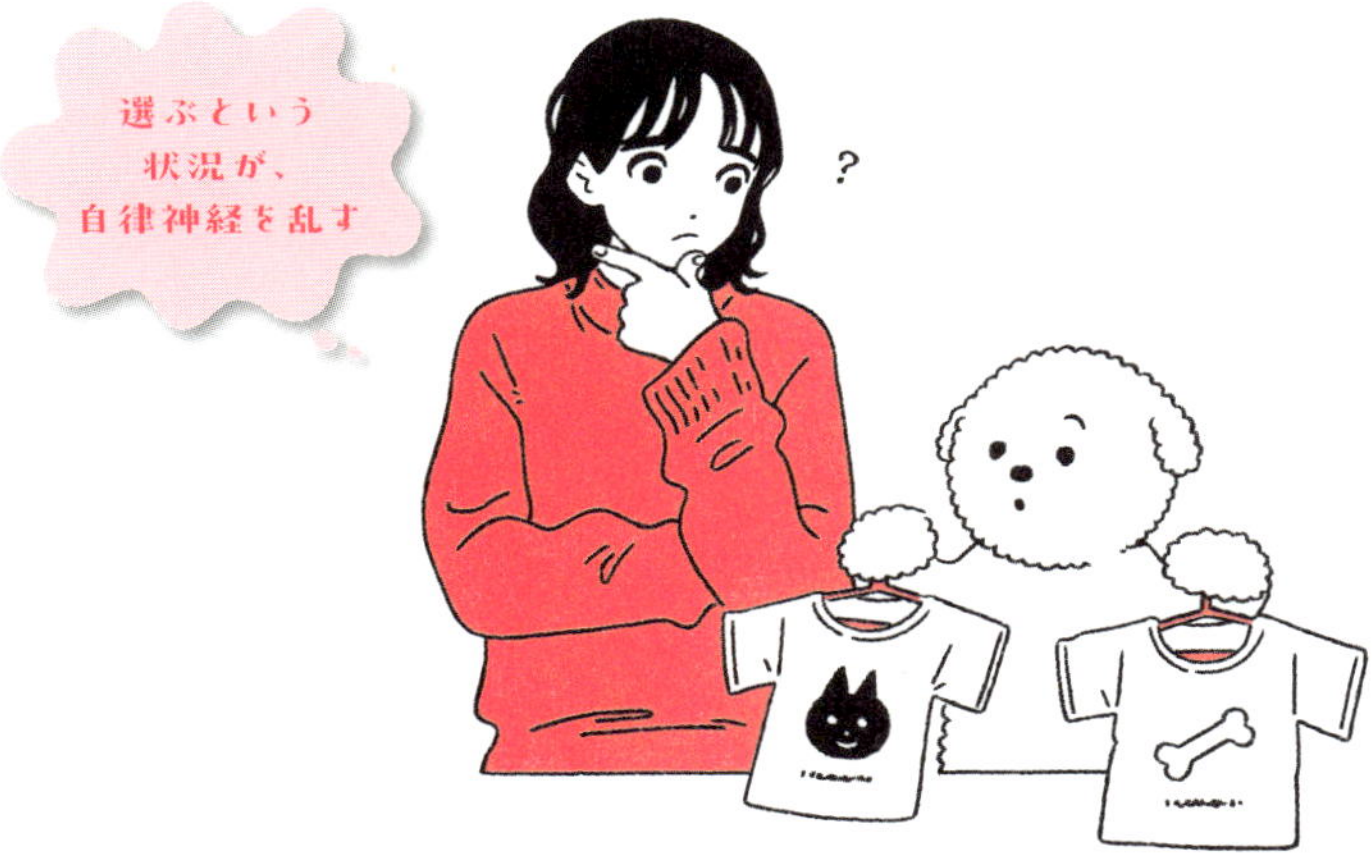
選ぶという
状況が、
自律神経を乱す
?

自律神経が乱されない環境を作ることも、心を整えるテクニック。そのために有効なのが、不必要なものを減らすこと。特に効果的なのは、クローゼットの洋服の整理です。

選択のストレスを少なくすれば疲れにくくなる

何事もすっきりシンプルにしているほうが、副交感神経の働きが整い、自律神経のバランスがアップします。

洋服なら2、3年に1回、思い切ってほとんど処分してみましょう。そして、靴箱やクローゼットを整理して、1年間使わなかったものは捨てるのです。こうした断捨離をすることで、今の自分にとって何が必要で、何が不必要かということがはっきりとわかり、衝動買いも減ります。すると、時間も有効に使えて、迷いがなくなり、心身ともにすっきり落ち着けるように。整理・断捨離が及ぼす、心身=自律神経への効果は思った以上に大きいものです。

89

初心者の気持ちでとり入れる

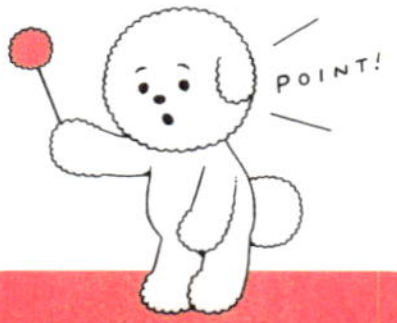

- ビギナーになってみると、心をしなやかに保てる。
- 心配や不安を解消するために、「今ここ」に集中する。
- アロマテラピー、ヨガ、音楽療法などもとり入れる。
- 「マインドフルネス」の手段として、呼吸に集中。

挑戦＆集中で、心の穏やかさをキープ

新しいことに挑戦

気になっていたことを思い出して、小さなことでも何かしら始めてみましょう。学ぶ立場、教えられる立場、ビギナーになることは、とても新鮮です。

マインドフルネス

「今ここ」に目を向ける習慣をつけることで、無用の不安や恐れ、心配から解放されるのが、マインドフルネス。自律神経を整える効果も期待できます。

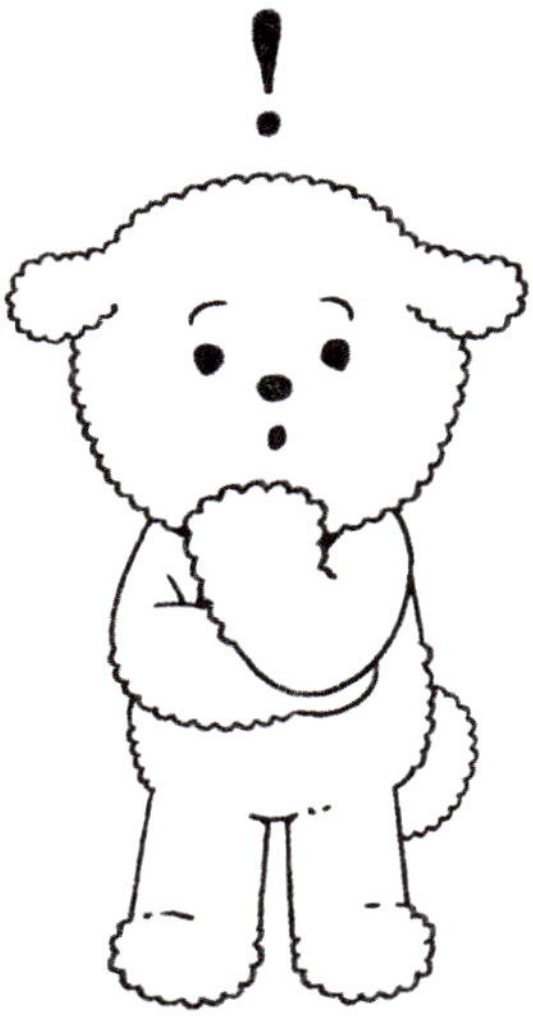

初心者になれることを始めて「今ここ」に集中すること

気持ちをいつまでも若々しくしなやかに保つために、あえて慣れていない場所に身を置いてみたり、新しいことに再挑戦をしてみましょう。たとえば、アロマテラピー、ヨガ、音楽療法などはリラックス効果があり、自律神経を整える働きも。

また、不安や恐れ、心配などから解放される手段として、近年注目を浴びているのが「マインドフルネス」です。これは、あるがままの自分を見つめる作業を重ねることで、余計な雑音に乱されることのない、安定した精神状態を築くというもの。方法はいろいろありますが、もっとも簡単なのが「自分の呼吸に意識を向ける」ことです。

自律神経

ストレス緩和

気づき

自己肯定感

持続力

アンチエイジング

90

自分をルールでしばらない

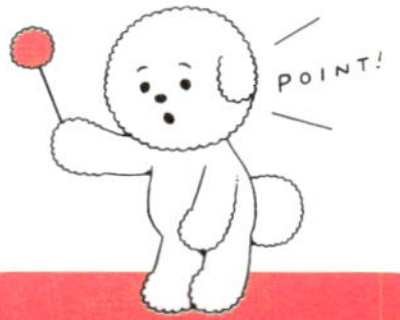

- ハードな運動など無理はしない。ときには極め、ときにはサボる。
- 臨機応変におおらかな気持ちで、自分なりの習慣を楽しむ。
- できなかった日があっても自分を責めず、また始める。
- 「こうでなければいけないというものはない」と考える。

無理なルールは作らない！

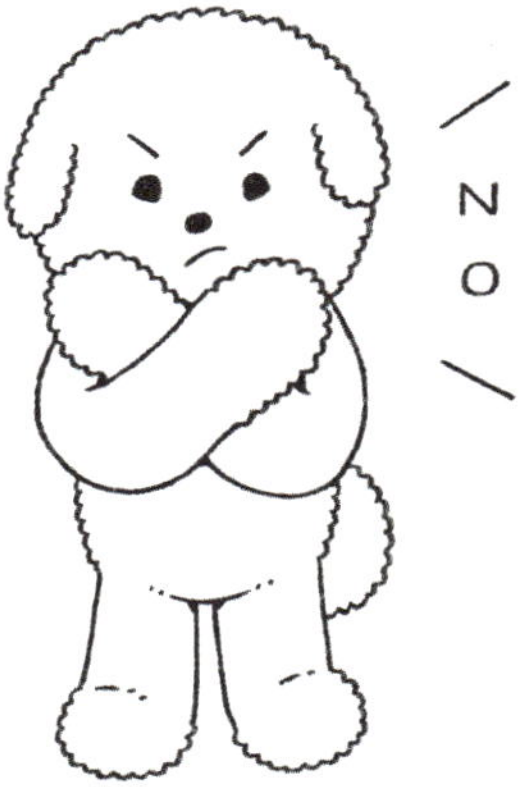

厳しいルールを設けて苦しくなるのはNG

なにごとも、四角四面のルールにして、自分を縛らないこと。こうでなければいけないというものはありません。ときには形を変え、ときには極め、ときにはサボったりしていいのです。それでも結果的に1年365日のうち300日以上はできているものです。

「だいたいでOK」という気持ちで ゆるっと続けてみるだけでいい

真の健康を手に入れるために、次の3つを続けましょう。目新しいことではありませんが、健康の分かれ目は結局ここです。

①「毎日できることが大事」。毎日やっていれば、体の声に敏感になれます。

②「体を酷使する必要はなし」。健康を手に入れるためには、ハードな運動は適しません。

③「できなかった日があってもまた始めればいい」。

臨機応変におおらかな気持ちで、習慣を楽しんでください。これが自律神経を整え、腸内環境を活性化し、いつまでも若々しくいられるための究極のコツです。

91

今を楽しむことに集中する

自律神経
未病ケア
ストレス緩和
不安解消
気づき
自己肯定感

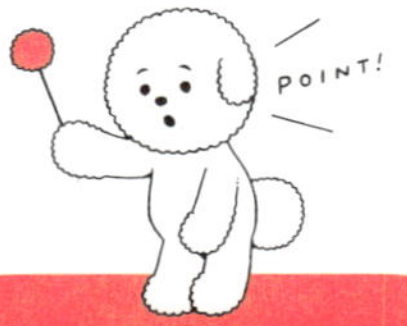

- キリがないので、先のことは心配しない。
- 心配することで自律神経が乱れ、血液の質も流れも悪くなる。
- 心配しても用意されている結果は変わらない。
- 心配しないで行動している人のほうが、いい結果がついてくる。

先の心配をしない！

今この瞬間を全力で楽しもう

まず真っ先に手放したほうがいい習慣は、「心配する」ということ。そんな傾向が強い人は、今日から「今この瞬間を思いっきり全力で楽しむ」という考え方に切り替えましょう。

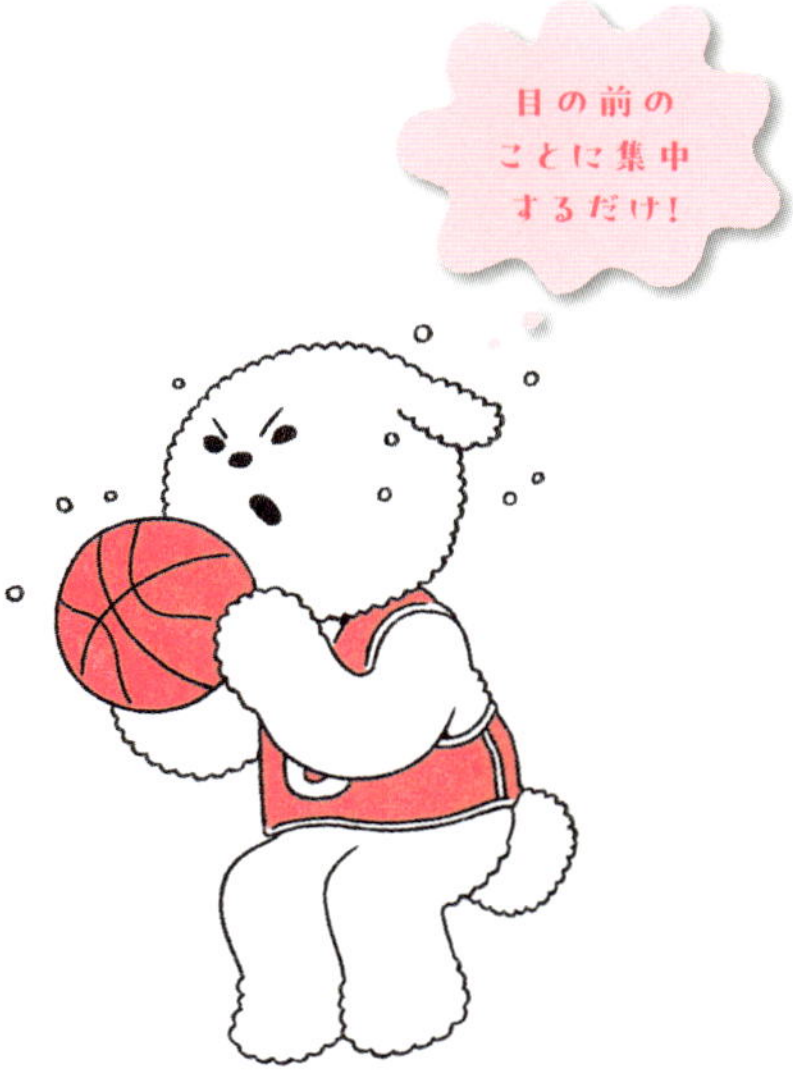
目の前のことに集中するだけ！

心配せず、不安に思わずゆったりと構えるのがいい

身のまわりに起こることは、なにごとにつけ、心配し始めたらキリがありません。心配することで何か問題が解決するならいいと思いますが、実際は、心配しても結果は変わりません。ならば、今この時間を楽しく過ごしたほうがいい。心配しないで行動している人のほうが、いい結果がついてくることのほうが多いのです。

また、心配ごとをかかえていると、自律神経が乱れ、末梢血管が閉じてしまい、血流が滞ってしまいます。

健康的な生活を送るためにも、楽天的に構えていたほうがいいわけです。今を楽しむことに集中、が正解です。

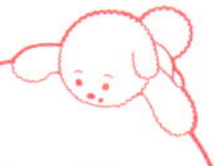

92 湧きあがった感情をノートに書く

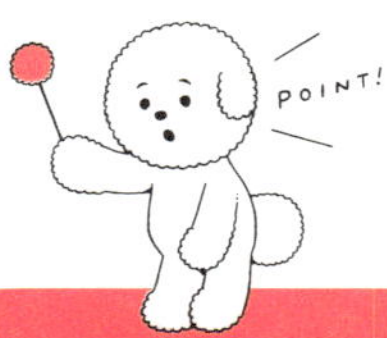

- 人間関係でストレスを感じたら、その感情をノートに書き出す。
- ゆっくりと手書きで記すと、自律神経が安定する。
- 言葉を選ばずに言いたいことを書き出し、自分の感情を分析する。
- 嫌なことがあったときにノートを見返すことで、客観的になれる。

自律神経

イライラ防止

気づき

感情コントロール

脳活性化

ノートに書いてストレス解消を

手書きで、ゆっくり 洗いざらい記録しておく

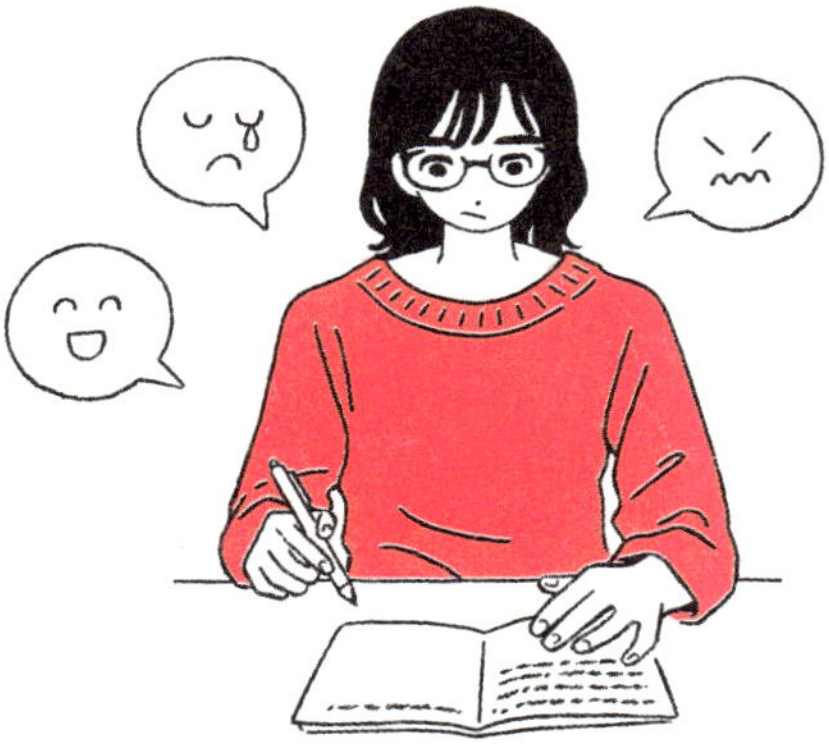

「感情ノート」には、言葉を選ばず、言いたいことをすべて書き出します。何に怒っているのか、何が辛いか、どうすれば気持ちが楽になるのかと、自分に問いかけて書き記し、感情の記録を。

感情を客観的に見つめれば心が乱れなくなる

感情ノートを作って、ストレスを感じたらその感情を書き出してみてください。手で書いて、ペンや紙に触れる刺激と、書いた文字を目で見る刺激は脳の働きを活性化させ、血流を促進させます。そのため、ゆっくりと丁寧に書くことを意識すれば、呼吸が整い、心が落ち着いて、自律神経も安定します。

また、ノートを読み返すことで、思考のパターンがわかります。そして、ノートに書いた過去の感情を振り返ることで、自分を客観的に見ることができます。すると遭遇する状況は同じでも、心が乱れにくくなるという効果があるのです。

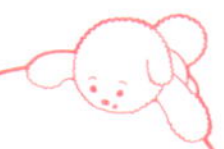

93

ネガティブな感情を引きずらない

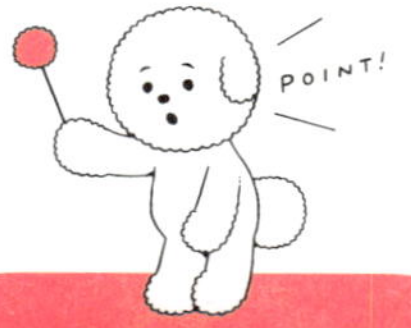

- ネガティブな感情は、自律神経を介して老化を促進。自律神経の乱れが腸の働きに悪影響を与え、腸のトラブルに。
- 腸内環境が悪い人は、落ち込みや不安、疲労を感じやすい。
- ネガティブな感情を引きずると、大腸の悪玉菌が増えるとともに腸内の毒素が増え、便秘に。

まさに百害あっていいことなし！

引きずると心にも体にも悪影響
手放すとすっきり元気に！

イライラしたり、怒ったりして交感神経の働きが高い状態が続くと、白血球の中に存在する免疫細胞の1つである顆粒球が増加。大量の活性酸素が体内にばらまかれ、正常な細胞が傷つきます。

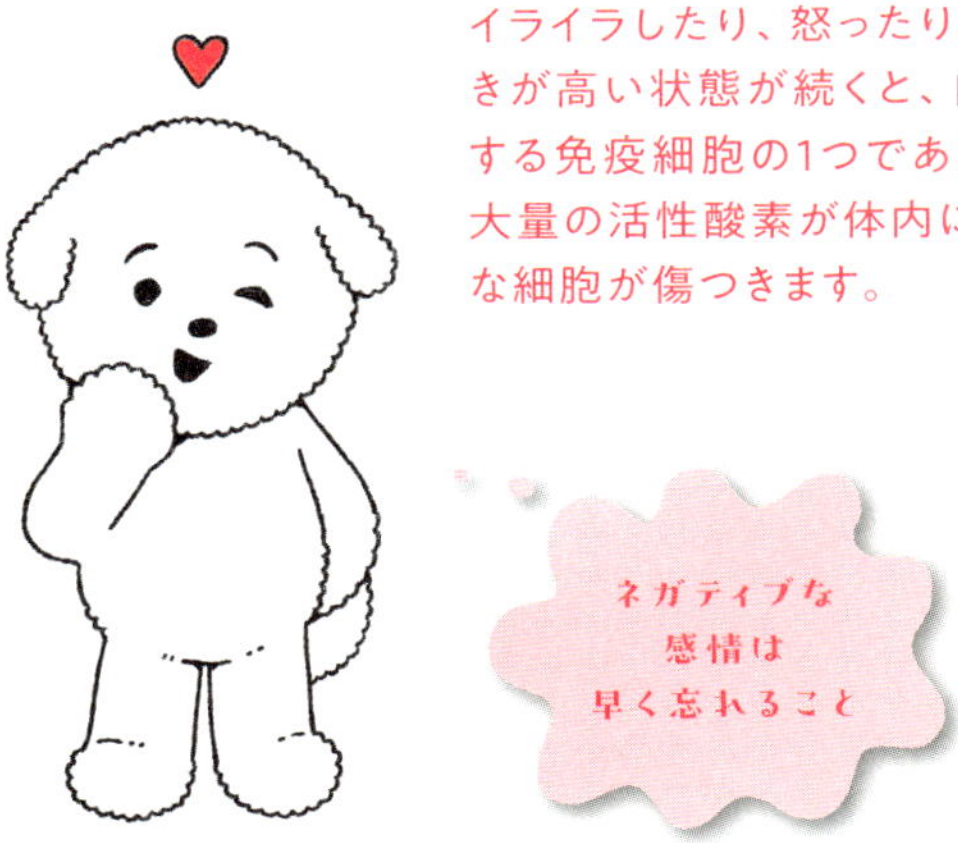
ネガティブな
感情は
早く忘れること

イライラしたり怒ったりの
マイナス感情とサヨナラを

ネガティブな感情を引きずって交感神経の働きが高い状態が続くと、大量の活性酸素（細胞を酸化して破壊する物質）が増え、体内の細胞が傷つきます。そうなると、見た目にも老けこみ、病気の発症リスクも急上昇。さらに、自律神経が乱れて、腸の働きが低下し、大腸の悪玉菌が増え、毒素が増加。毒素をとり込んだ細胞は働きが悪くなり、疲労感や肌荒れ、病気の原因に。また、腸の働きが乱れると、脳もストレスを感じるため、メンタル面が不安定になるなど、まさに〝負のスパイラル〟状態に。

ネガティブな感情がもたらす体への悪影響は多いので注意しましょう。

自律神経　ストレス緩和　不安解消　気づき　自己肯定感　ネガティブ思考　未病ケア

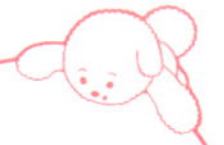

94

自分の感情の許容範囲（コップの大きさ）を知っておく

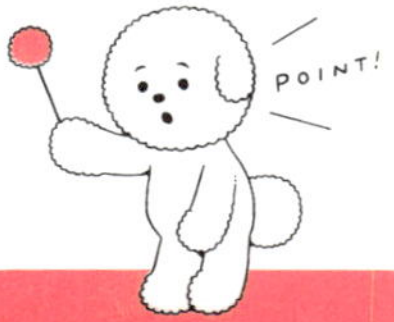

- 心の器を知れば、ストレスに気づき、さまざまな葛藤が消え、心が整う。
- 心の器を知れば、自律神経のバランスも整って体調不良が改善し、健康を維持できる。
- 心の器は小さくたっていい。これが私だ、と堂々と認める。
- 器に見合った生き方をすれば、ストレスフリーに。

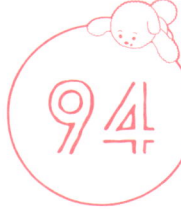

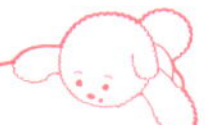

95 部屋に緑を置く、写真を飾る

自律神経　ストレス緩和　不安解消　うつ

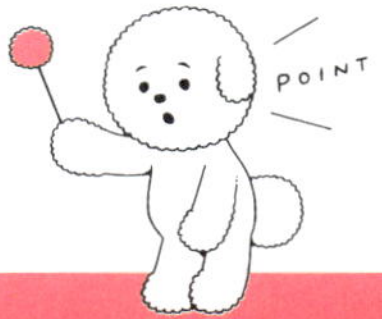

- きれいな水と緑のある場所にいると、自然と自律神経が安定する。
- 遠くのパワースポットに行けない場合は、近場でも自分が心からくつろげる、居心地のいい場所を作る。
- きれいな水が流れるおもちゃや、広大な草原や海の写真を部屋に飾る。
- 自律神経の安定のために、部屋に植物を置く。

未病ケア 免疫力 自律神経 不安解消 体調管理

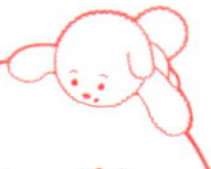

96 信頼できる近所のクリニックを見つけておく

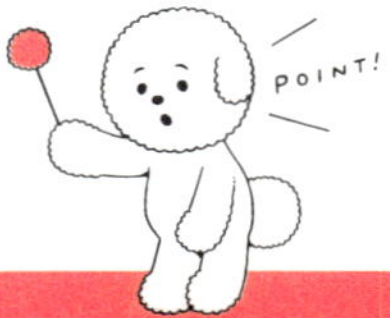

・4カ月に1度、かかりつけ医のチェックを受ける。

・検査はつねに信頼できるかかりつけ医にしてもらうと小さな変化が見逃されず、病気を早期に発見しやすい。

・すぐに大病院に行くのは、正しい選択ではない。

近所にかかりつけ医をもつ

普段から近場のドクターに健康状態を把握してもらう

いきなり大病院に行くと、症状次第では適切な科にたどりつけずに、たらいまわしになることも。かかりつけ医なら、症状から病気の原因を察知し、必要に応じて、大病院の該当の科を紹介してくれます。

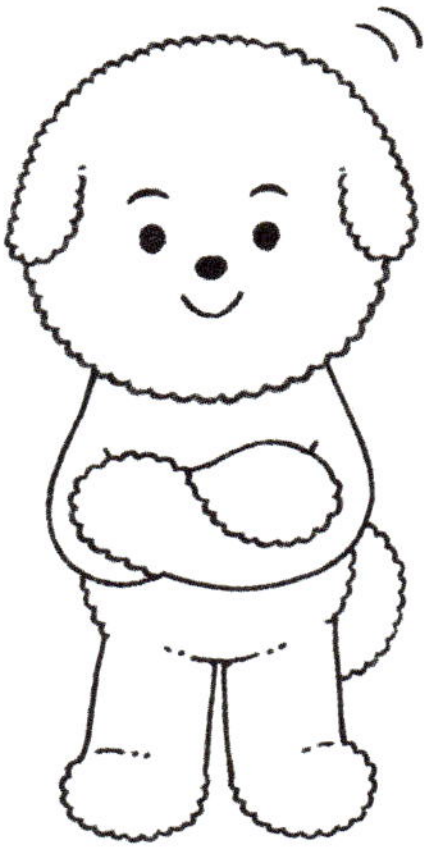

街中のクリニックで信頼できる医師を探す

検査はつねに信頼できるかかりつけ医にしてもらうのがおすすめです。そうすれば小さな数値の変化に気づき、早期に病気を発見してくれる可能性が高まるからです。

街中のクリニックで働く医師は、広く全般的な知識をもち、さまざまな治療を行っています。そして専門的な検査や治療が必要だと判断した際には、適切な医療施設を紹介してくれます。

がんを始め、ほとんどの病気は早期発見で治ります。健康でい続けるために、近所にかかりつけのクリニックをもち、自分の体質などをよく理解してくれる医師との信頼関係を築いておきましょう。

免疫力　自律神経　ストレス緩和　リフレッシュ

97

どこに遊びに行くか迷ったら美術館に行く

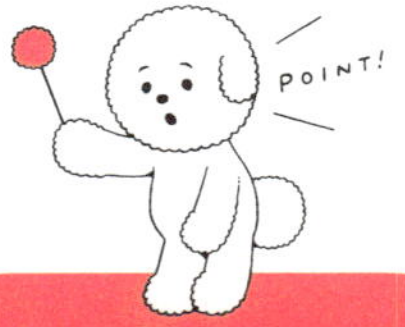

- 美術館や博物館など、天井が高い場所に身を置くことで、自分を第三者的な視線でとらえられるようになる。
- 非日常な空間を体験できる場所はどこでも、行くだけで自律神経のトレーニングになる
- 神社や教会でもＯＫ。

自律神経　気づき　自己肯定感　ネガティブ思考　リフレッシュ

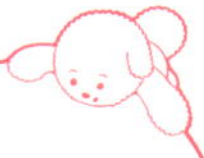

98 旅行に行くときはテーマを1つだけ決める

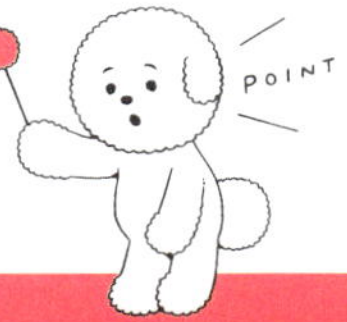

- 旅の目的をもつことで、自律神経のトータルバランスが上がる。
- 自律神経にバタバタは禁物。たくさんのテーマを詰めこみすぎない。
- 旅のテーマは1つか2つにして、ゆったりとしたスケジュールを組む。
- 旅は、自律神経のバランスを上げる訓練だと意識し、ポジティブな気持ちで出かける。

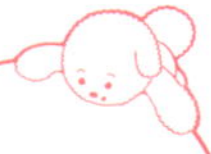

99 予定が空くことを恐れない

免疫力 自律神経 疲労回復 ストレス緩和 気づき 自己肯定感

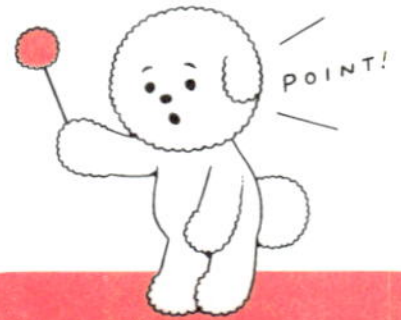

- 体が空いていても予定を入れすぎないように心がける。
- 週1回は、何も予定を入れない「戦略日」を作る。
- 手帳に空きスペースがあっても気にしない。
- スマホではなく、手書きの手帳に予定を書く。

スケジュールは詰め込みすぎない！

すぐに予定を確認して返事をするのはNG

スケジュールは手帳に書き、会合の返事は翌日に。すぐに予定表を確認できないくらいのほうが、他人に予定を振り回されずにすむのでいいのです。

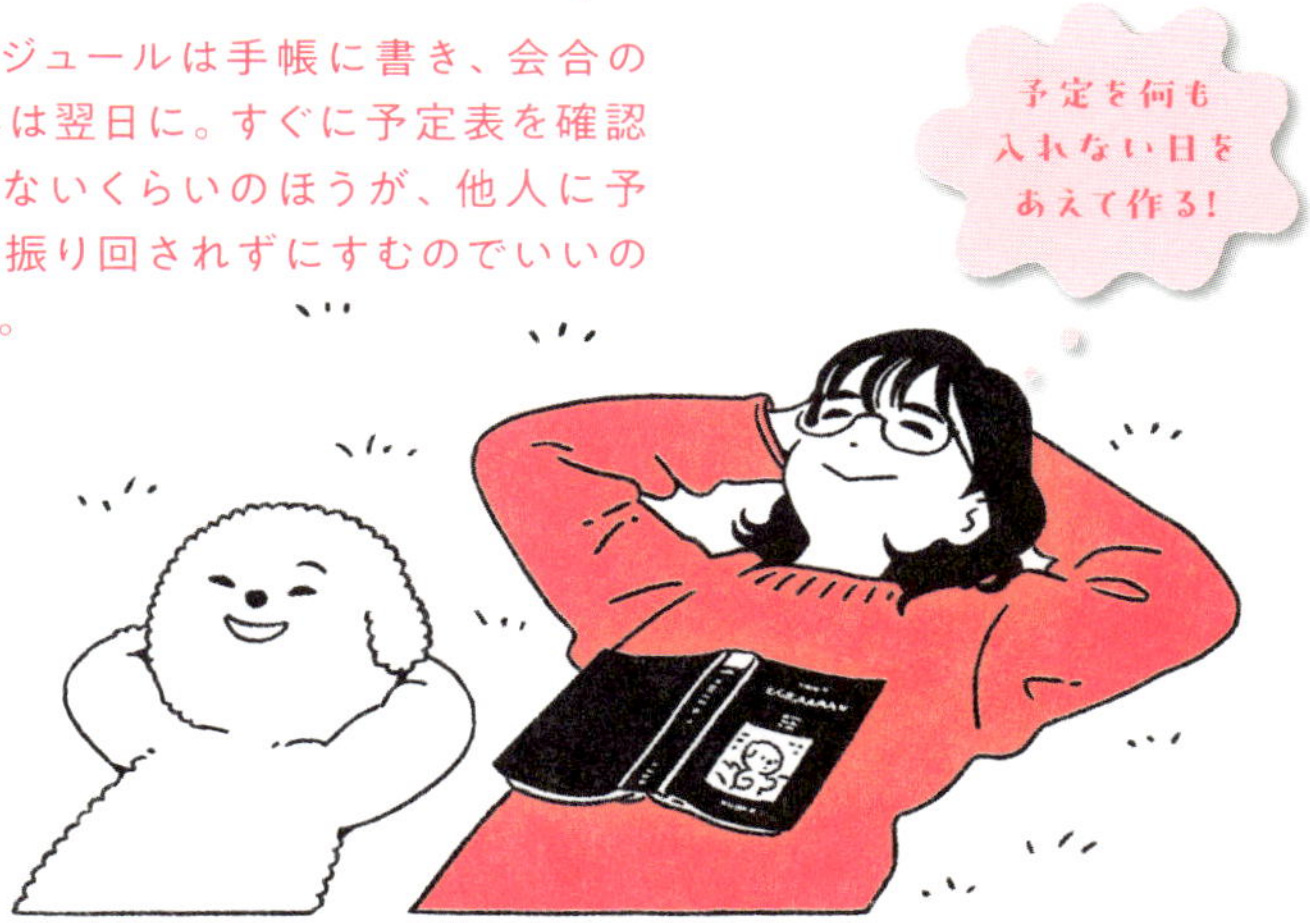
予定を何も
入れない日を
あえて作る！

スケジュールを空けておくことも疲れないためには必要

人は余裕がないと必ず潰れてしまいます。余裕をもつためには、体が空いていても、予定を入れすぎないことです。

時間を効率よく使おうとするあまり、空いているスケジュールをすべて埋めたくなる気持ちがあるかもしれません。でも、そうなってしまうと、日々刻々と変化する状況に対応する柔軟性が失われてしまいます。なんの予定もない日は、新しいチャレンジや、遅れてしまっていた案件をリカバーするのに使える日となります。

そして、スケジュールはスマホではなく手帳に書きましょう。手帳ならば、今週、来週と先まで予定を見渡せます。

自律神経

気づき

自己肯定感

モチベーション

脳活性化

100 「未来日記」を書く

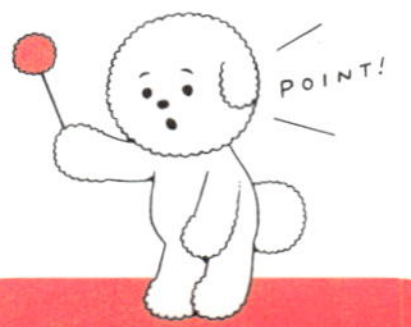

- 自分の手で丁寧に書き、毎日続ける。
- 5年後の自分を想像して書く。
- テーマは、起きてしまった過去ではなく、未来の希望について。
- 「～した」と完了形で書き、達成したときの感想を添える。

未来のことを日記に書く

毎日続けることで効果を実感できるように

ゆっくり手で書くことで、自律神経のバランスが整います。また、書いたことを脳が強く意識するので、日々の行動が変わり、ラッキーと思うことも多くなるでしょう。

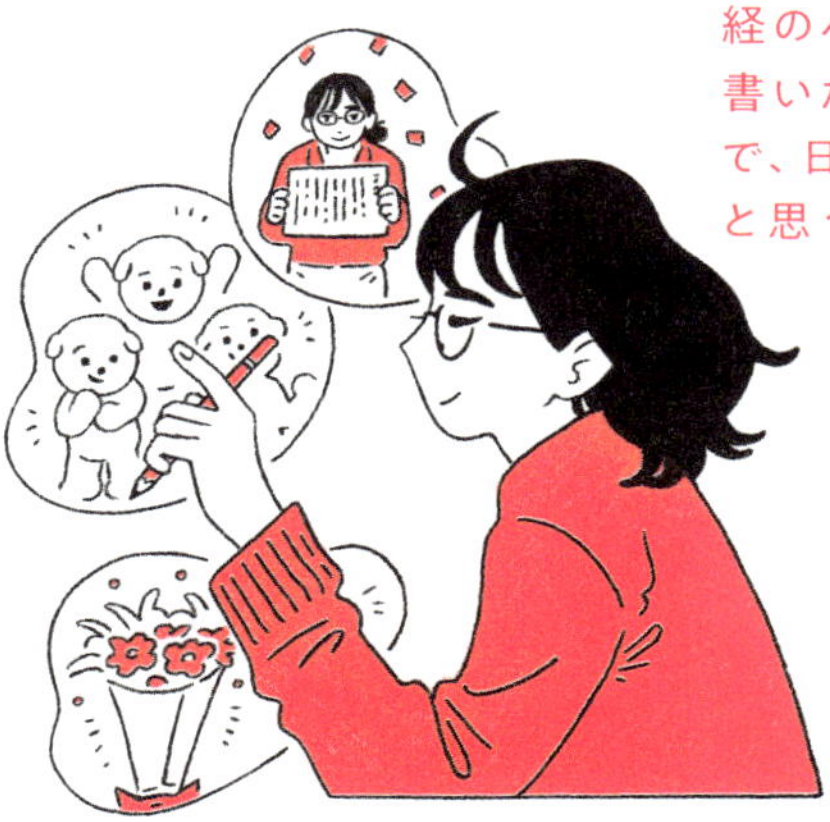

単なる記録では意味がない。達成できることを、過去形で書く

「未来日記」とは、今日起きたことの記録ではなく、計画表とも違います。達成したときの感想も想像して書き込むのです。

毎日書くのが基本で、明日の予定を確認して、目標を立てます。また、明日のことを書く「未来日記」とは別に、長期的な「未来日記」を書いて、毎日確認したり、必要に応じて修正してみてください。そして、定期的に進捗をチェックするのです。

文字を丁寧に書けば、自律神経のバランスが整い、脳の血流も改善。さらに、希望が叶いやすくなります。手で書くことで、脳が強く意識し、実現させるための日々の行動に結びつけるからです。

参考文献

『なぜ、「これ」は健康にいいのか?』(サンマーク出版)
『「これ」だけ意識すればきれいになる。』(幻冬舎)
『自律神経を整える人生で一番役に立つ「言い方」』(幻冬舎)
『自律神経の名医が教える健康の正体』(サンマーク出版)
『まんがでわかる自律神経の整え方』(イースト・プレス)
『すべての悩みが小さなことに思える生き方』(マキノ出版)
『自律神経が整う時間コントロール術』(小学館)
『自律神経を整える最高の食事術』(宝島社)
『自律神経を整える「長生き呼吸法」』(アスコム)
『〈自律神経〉×〈腸〉で10歳若返る!小林式「最強の習慣」35』(河出書房新社)
『マンガでわかる自律神経を整える習慣・運動・メンタル』(池田書店)
『病気にならない1分免活』(自由国民社)
『医者が考案した「長生きみそ汁」』(アスコム)
『死ぬまで〝自分〟であり続けるための「未来日記」』(幻冬舎)
『図解 眠れなくなるほど面白い自律神経の話』(日本文芸社)
『医者が考案したがん・病気をよせつけない最強の一汁一菜』(SBクリエイティブ)
『疲れたら動け!』(クロスメディア・パブリッシング)
『NHKテキスト 趣味どきっ!きょうから発酵ライフ』(NHK出版)

疲れ・不調別 さくいん

カラダの不調

ココロの不調

小林弘幸（こばやし・ひろゆき）

順天堂大学医学部教授。東京都医師会理事。日本スポーツ協会公認スポーツドクター。1960年、埼玉県生まれ。87年、順天堂大学医学部卒業。92年、同大学大学院医学研究科修了。ロンドン大学付属英国王立小児病院外科、トリニティ大学付属医学研究センター、アイルランド国立小児病院外科での勤務を経て、順天堂大学小児外科講師・助教授を歴任する。自律神経研究の第一人者として、プロスポーツ選手、アーティスト、文化人へのコンディショニング、パフォーマンス向上指導に関わる。また、順天堂大学に日本初の便秘外来を開設し、発酵食をはじめとした腸内環境を整える食材の紹介や腸内環境を整えるストレッチの考案など、健康な心と体の作り方を提案している。著書に『なぜ、「これ」は健康にいいのか?』（サンマーク出版）、『医者が考案した「長生きみそ汁」』（アスコム）、『医者が考案したがん・病気をよせつけない最強の一汁一菜』（SBクリエイティブ）ほか多数。『世界一受けたい授業』（日本テレビ）などメディア出演も多数。

オトナ女子の不調をなくす
自律神経整え方BOOK
ココロとカラダをお手入れする100のコツ

2025年2月2日　初版第1刷発行
2025年6月14日　初版第4刷発行

著者	小林弘幸
発行者	出井貴完
発行所	SBクリエイティブ株式会社 〒105-0001　東京都港区虎ノ門2-2-1
装丁	坂川朱音（朱猫堂）
本文デザイン	坂川朱音+小木曽杏子（朱猫堂）
イラスト	satsuki
DTP	森貝聡恵（Isshiki）
執筆協力	岩越千帆（smile editors）、森田有希子（smile editors）、印田友紀（smile editors）
編集担当	杉本かの子（SBクリエイティブ）
印刷・製本	三松堂株式会社

ISBN 978-4-8156-3063-8
本書をお読みになったご意見・ご感想を下記URL、
右のQRコードよりお寄せください。
https://isbn2.sbcr.jp/30638/